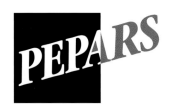

JN115597

　私が形成外科で研修を始めた 1986 年当時，乳房再建は稀な手術でした．当時は施設間の交流が少なく，他施設への手術見学もままならない時代でした．

　乳房再建を学ぶため 1991 年に UCLA 形成外科に留学し，William W. Shaw 教授に師事しました．そこで，free MS2 TRAM flap，S-GAP flap，free gracilis flap，free TFL flap など，多くの遊離皮弁による乳房再建を学びました．1993 年に帰国しましたが，当時の国内での乳房再建は有茎皮弁が主流でした．1993 年 9 月に再度 UCLA に行き 3 週間滞在し，そこで初めて DIEP flap による乳房再建を学びました．

　2000 年代に入ると多くの施設で乳房再建が行われ，日本形成外科学会でも複数のセッションが設けられるようになりました．その後，乳房再建を学会の 1 つの柱とする日本乳房オンコプラスティックサージャリー学会が設立され，シリコンインプラント（以下，SBI）が保険適用となり，乳房再建が広く普及したことは周知のことです．

　乳房再建の普及とともに自家組織移植による乳房再建の方法も多様化し，DIEP flap をはじめ複数の穿通枝皮弁による報告も多くなりました．しかし実際の臨床の現場では，自家組織移植による乳房再建，特に穿通枝皮弁による乳房再建はエキスパートによる手術との認識があることも事実です．加えて，再建手術の選択肢が施設や医師の経験により異なっています．

　当初，SBI は経時的変化である被膜拘縮による変形，破損が主な合併症でした．人工物再建の普及に伴い，臨床の現場では TE や SBI の人工物感染により，やむなく抜去する症例も経験します．そのような患者が再再建を望む場合は，自家組織再建の適応になります．さらに，BIA-ALCL や BIA-SCC の報告により，患者はもちろんのこと乳腺外科医の乳房再建への考えも変化しており，乳房再建は過渡期を迎えていると言えます．これからの乳房再建は，症例の多様化に対応すべく，多くの手技を身に着ける必要があります．

　「皮弁・筋皮弁による乳房再建：適応と手術のコツ」の企画にあたり，この 1 冊がこれから乳房再建を始める先生方の教科書になり，さらには乳房再建の経験がある先生方のステップアップのための参考書になるようにと考えて企画をしました．乳房再建に必要な皮弁を網羅し，各項目を執筆される先生方には各皮弁の手術手技だけでなく，その皮弁の適応，必要な画像診断の解説もお願いしました．腹部手術瘢痕で適応を迷う腹部皮弁，乳腺部分切除に対する胸背動脈穿通枝皮弁についても，執筆をお願いしました．皮弁の特集では各種の皮弁で構成されることが多いのですが，皮弁移植では胸部側の処置も重要であり，遊離皮弁移植では recipient vessel の確保が重要になります．Recipient vessel として重要な胸背動静脈と内胸動静脈について，それぞれの先生に執筆をお願いしました．また，2 次再建・2 期再建では胸部側の展開が再建乳房形態に影響するため，移植床作成という項目を設けました．乳房再建に必要な各種皮弁・筋皮弁から胸部の展開に至る全ての手技が詰まっており，後期研修の先生からベテランの先生まで全ての先生方にとって有益な内容になるようにと 10 名の執筆担当の先生方思いがこもった 1 冊になりました．今後の乳房再建に役立つ 1 冊になれば幸いです．

2023 年 8 月

武石明精

KEY
WORDS
INDEX

WRITERS FILE

ライターズファイル（五十音順）

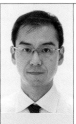

赤澤　聡
（あかざわ　さとし）

2002年　香川医科大学卒業
　　　　社会福祉法人三井記念病院
　　　　外科，レジデント
2006年　東京大学形成外科入局
　　　　同大学病院，医員
2007年　静岡県立静岡がんセンター
　　　　再建・形成外科，シニアレ
　　　　ジデント
2009年　静岡県立静岡こども病院，
　　　　副医長
2010年　山梨大学附属病院形成外科，
　　　　助教
2015年　静岡県立静岡がんセンター
　　　　再建・形成外科，副医長
2017年　同，医長
2018年　国立がん研究センター中央
　　　　病院形成外科，科長

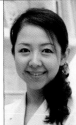

小宮　貴子
（こみや　たかこ）

2002年　東京医科大学卒業
　　　　同大学形成外科学講座
　　　　入局
2008年　同，助教
2011年　ブレストサージャリー
　　　　クリニック勤務
2015年　東京医科大学形成外科
　　　　学分野，講師
2021年　同，准教授

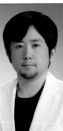

中尾　淳一
（なかお　じゅんいち）

2006年　日本医科大学卒業
2008年　同大学形成外科入局
2011年　会津中央病院形成外科
2012年　国立がん研究センター
　　　　形成再建外科，がん専
　　　　門修練医
2014年　日本医科大学形成外
　　　　科，助教
2018年　静岡県立静岡がんセン
　　　　ター再建・形成外科，
　　　　副医長
2020年　同，医長

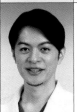

市川　佑一
（いちかわ　ゆういち）

2010年　順天堂大学卒業
　　　　都立多摩総合医療センター
　　　　救急・総合診療科，初期研
　　　　修医
2012年　同センター救急科
2013年　New York Kaplan Interna-
　　　　tional Colleges
2014年　順天堂大学医学部形成外科
　　　　学講座，助手
2016年　静岡がんセンター再建・形
　　　　成外科，チーフレジデント
2018年　順天堂大学医院形成外科，
　　　　助手
2022年　同，助教
2023年　The Royal Melbourne Hos-
　　　　pital, Clinical fellow

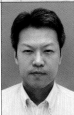

佐々木正浩
（ささき　まさひろ）

2004年　筑波大学医学専門学群卒業
2006年　同大学形成外科入局
2007年　筑波大学附属病院形成外
　　　　科
　　　　水戸赤十字病院形成外科
2008年　茨城県立中央病院形成外科
2009年　いわき市医療センター形成
　　　　外科
2011年　筑波大学附属病院形成外
　　　　科，clinical fellow，ゲント
　　　　大学形成外科留学
2013年　茨城県立中央病院形成外
　　　　科，医長
2017年　筑波大学附属病院，病院講
　　　　師

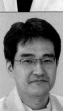

宮本　慎平
（みやもと　しんぺい）

2001年　東京大学卒業
　　　　同大学形成外科入局
2002年　東名厚木病院形成外科
2003年　杏林大学形成外科，助
　　　　手
2007年　国立がんセンター東病
　　　　院形成外科
2010年　国立がん研究センター
　　　　中央病院形成外科
2018年　東京大学形成外科，講
　　　　師
2022年　同，准教授

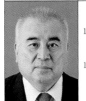

上田　吉生
（うえだ　よしお）

1983年　近畿大学医学部医学科
　　　　卒業
　　　　近畿大学医学部附属病
　　　　院形成外科入局
1991年　近畿大学大学院修了
　　　　近畿大学医学部附属病
　　　　院形成外科助教
　　　　浜松医科大学附属病院
　　　　形成外科助教
1993年　同，講師
1999年　近畿大学医学部奈良病
　　　　院形成外科，准教授

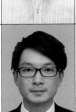

武石　白馬
（たけいし　はくば）

2019年　日本大学卒業
2019～21年　沼津市立病院，臨
　　　　床研修医
2021年　東京大学医学部附属病
　　　　院形成外科入局
　　　　国保旭中央病院形成外
　　　　科
2022年　東京大学医学部附属病
　　　　院形成外科，医員

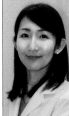

武藤　真由
（むとう　まゆ）

2008年　横浜市立大学卒業
2010年　同大学形成外科入局
2011年　同大学附属市民総合医
　　　　療センター形成外科
2018年　同，助教
2020年　KO CLINIC，診療医
　　　　横浜市立大学附属市民
　　　　総合医療センター形成
　　　　外科，招聘医師
2023年　Lala ブレスト・リコン
　　　　ストラクション・クリ
　　　　ニック横浜，院長

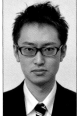

柿沼　翔太
（かきぬま　しょうた）

2016年　群馬大学卒業
2017年　市立島田市民病院
2019年　浜松医科大学形成外科
　　　　入局
　　　　同，医員
2020年　静岡県立静岡がんセン
　　　　ター再建・形成外科
2022年　浜松医科大学形成外
　　　　科，診療助教

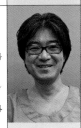

武石　明精
（たけいし　めいせい）

1986年　東京慈恵会医科大学卒
　　　　業
　　　　同大学形成外科入局
1991年　米国カリフォルニア大
　　　　学ロサンゼルス校形成
　　　　外科留学
2000年　東京慈恵会医科大学形
　　　　成外科，講師
2004年　同，助教授
2014年　名古屋大学形成外科，
　　　　病院講師
2014年　（社）乳房再建研究所，
　　　　理事長

CONTENTS

皮弁・筋皮弁による乳房再建 ：適応と手術のコツ

編集／一般社団法人 乳房再建研究所 理事長　武石明精

◆編集顧問／栗原邦弘　百束比古　光嶋　勲
◆編集主幹／上田晃一　大慈弥裕之　小川　令

【ぺパーズ】
PEPARS No.201/2023.9◆目次

「PEPARS®」とは Perspective Essential Plastic
Aesthetic Reconstructive Surgery の頭文字よ
り構成される造語．

PEPARS

2022 年 3 月発行　B5 判　198 頁
定価 5,720 円（本体価格 5,200 円＋税）
No.183　2022 年 3 月増大号

乳房再建マニュアル
―根治性，整容性，安全性に必要な治療戦略―

編集／佐武利彦　富山大学特命教授

基礎知識から、SBI、自家組織、脂肪注入による乳房再建など、
乳房再建の基礎から最新までを網羅！まずはこの 1 冊で間違いなし！

Ⅰ. 基礎編

- 乳房再建で知っておきたい乳房の解剖
- 乳房再建に必要な乳がん治療アップデート
- 放射線照射と乳房再建
- HBOC 患者の乳がん治療と乳房再建
- 人工物再建後の BIA-ALCL・Breast Implant Illness の現状と対策
- 個々の患者に最適な乳房再建を選択するための shared decision making
- BREAST-Q を用いた乳房再建の治療アウトカム
- 乳房再建の整容性をはじめとした術後アウトカム評価

さらに詳しい情報と
各論文のキーポイントは
こちら！

Ⅱ. 実践編

- スムースラウンド型インプラントを用いた乳房再建術の knack and pitfalls
- 乳房インプラントによる乳房再建―乳房インプラントの選択と手技から自家組織との併用まで―
- 乳腺外科医によるオンコプラスティックサージャリー
- Multi-perforator DIEP flap
  ―よくわかる血管解剖と安全な挙上法―
- DIEP flap を用いた美しい乳房再建
- 遊離腹部皮弁と血管柄付き鼠径リンパ節移植
- 知覚神経付き遊離皮弁による乳房再建
- 採取部の術後整容性も重視した遊離皮弁による乳房再建
- 広背筋皮弁と脂肪注入を併用した乳房再建
- 手術支援ロボット da Vinci を用いた乳房切除術と乳房再建術の現状
- 脂肪移植による乳房再建
- 放射線診断における乳癌と脂肪注入後合併症の鑑別
- 乳頭乳輪の再建
- 下着の着用を重視したシリコーンブレストインプラントによる乳房再建

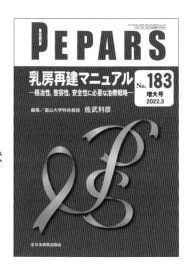

 全日本病院出版会　〒113-0033 東京都文京区本郷 3-16-4　Tel：03-5689-5989
http://www.zenniti.com　Fax：03-5689-8030

PEPARS No.201：1-8, 2023

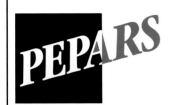

◆特集／皮弁・筋皮弁による乳房再建：適応と手術のコツ

mp-DIEP flap による乳房再建

中尾淳一[*1]　　武石明精[*2]

Key Words：mp-DIEP flap；multi-perforator deep epigastric artery perforator flap, PMB；proximal medial branch, MDCT；multi detector-row computed tomography, ICG 蛍光造影検査(indocyanine green fluorescence angiography), RVS；real-time virtual sonography, 乳房再建 MT 式計量システム

Abstract 　DIEP flap を用いた乳房再建は遊離 TRAM flap と比較して，腹直筋の犠牲が少なくて済むことから，自家組織乳房再建の gold standard として世界中で行われている．一方，DIEP flap は TRAM flap と比較して皮弁還流障害による再建部位の合併症が起きやすいため，SIEV のバックアップや super-charge が必要という報告がある．
　mp-DIEP flap はできるだけ多くの穿通枝を含めた DIEP flap であり，血行動態は限りなく TRAM flap に近づくため，SIEV に頼ることなく長期的に安定した結果が得られるが，皮弁挙上は煩雑となる．
　mp-DIEP flap を安全かつ正確に挙上するために知っておくべき知識と必要な検査，そして皮弁挙上の流れや細かいコツについて説明する．

はじめに

DIEP flap を用いた乳房再建は長時間手術となることが多いが，手術の短時間化とトレードオフにして本来の endpoint である整容性を下げ，修正手術を必要とする乳房再建となってはならない．

DIEP flap 術後に修正手術が必要となる要因に，皮弁還流障害による部分壊死がある．部分壊死すると，脂肪注入後のように徐々に脂肪組織の萎縮や硬化が起きるが，移植皮弁の大半は乳房皮弁下にあるため，感染を併発しなければ自覚症状が出ないことがある．このため，手術から半年以上経過して乳房の萎縮や変形に気づいたり，患者自身が修正手術を受けることを躊躇し異常を申告

せず，主治医が見逃している可能性も考えられる．

我々は，乳輪乳頭再建や瘢痕修正を除いて，1回の手術で長期的に安定する乳房を形成し，患者満足度の高い再建を行うことを目標としている．そのために，手術手技は煩雑となるが皮弁血流の安定している“mp-DIEP flap”による乳房再建を行っている．

本稿では mp-DIEP flap の概念と，mp-DIEP flap 挙上のために必要な検査，そして具体的な mp-DIEP flap 挙上手技について説明する．

mp-DIEP flap

下腹壁動脈(DIEA)を血管茎とする遊離腹部皮弁は，遊離腹直筋皮弁（TRAM flap）と，腹直筋筋体を皮弁に含めない遊離下腹壁動脈穿通枝皮弁（DIEP flap）に大別される．近年，腹直筋筋体の犠牲を減らすことで，腹壁瘢痕ヘルニアや腹壁弛緩などの皮弁採取部合併症を起こしにくい DIEP flap による乳房再建が gold standard となってい

*1 Junichi NAKAO, 〒411-8777　静岡県駿東郡長泉町下長窪 1007　静岡県立静岡がんセンター 再建・形成外科，医長
*2 Meisei TAKEISHI, 一般社団法人 乳房再建研究所，理事長

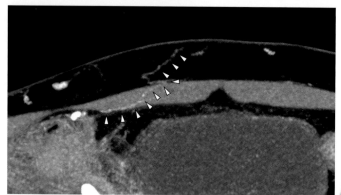

a．横断像 MIP

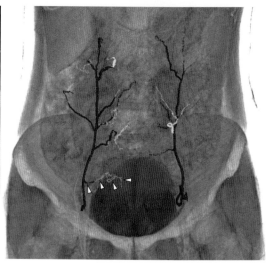

b．3DCT

図 1．造影 CT 検査で確認された PMB（△）

る．武石は皮弁に含める穿通枝の本数によって，DIEP flap を次の 3 型に分類しており，皮弁に 1 対の穿通枝のみ含める single perforator DIEP flap（sp-DIEP flap），2〜3 対の穿通枝を含める few perforators DIEP flap（fp-DIEP flap），それ以上の穿通枝を含める multi-perforator DIEP flap（mp-DIEP flap）と定義している[1]．

mp-DIEP flap では全ての穿通枝の位置関係を保ちながら皮弁を挙上する必要があり，皮弁に含める穿通枝の本数が多ければ多いほど挙上手技が煩雑となる．しかし，その恩恵は大きく，皮弁血流は TRAM flap の血行動態に近づき，動脈だけでなく静脈還流も安定する．

穿通枝を 1〜2 対しか含めない sp または fp-DIEP flap では時にうっ血をきたすことがあり，浅下腹壁静脈（SIEV）のバックアップや追加吻合の必要性を提唱する報告が多い[2][3]．しかし，我々の経験では mp-DIEP flap により再建した症例で，SIEV の追加吻合を必要とした症例を経験しておらず，皮弁挙上時に一切の SIEV 温存操作を行っていない．

Proximal medial branch（PMB）

武石によって報告された PMB は，mp-DIEP flap の説明を行う上で欠かすことのできない重要な役割を持つ穿通枝である[1]．

PMB は DIEA 内・外側列の分岐より中枢から発生する皮膚穿通枝であり，全体の約 60％に認めたと報告されている[4]．PMB は弓状線レベルの高さで，下腹壁動脈が腹直筋に進入する前に内側（正中）方向に向かって発生し，そのまま水平に腹直筋下を走行後腹直筋へ進入する．DIEA 内側列と解剖学的に異なる点は，PMB は複数発生していることもあるが，1 本の PMB は分枝を出さず 1 本の皮膚穿通枝に終止する点であり，PMB と内側列は明確に区別することができる（図 1）．上述のように，PMB は他の DIEP から独立して走行するという特徴的な性質があるため，術前検査で PMB が前鞘を穿通する位置さえ把握できていれば，実際の手術で PMB の同定や剝出操作はさほど難しくない．

PMB は血管径が 1 mm 程度の決して太いとは言えない血管であるが，術中 ICG 蛍光造影検査（ICGFA）を用いて PMB あり／なし群の造影範囲を比較した研究では，PMB あり群で有意に広かったと報告されている[4]．PMB は比較的容易に皮弁に含められる割に，DIEP の中で最も対側皮弁血流に寄与する穿通枝であるため，対側の皮弁を広

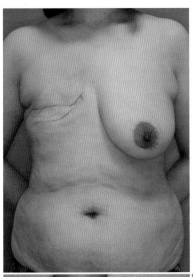

```
a
b c d
e f
```

図 2.
mp-DIEP flap による 2 次 1 期再建症例
　a：術前
　b〜d：術後 2 年 3 か月
　e，f：PMB(△)を含めた左血管茎 mp-DIEP flap.
　　PMB が対側を広く還流した結果，部分壊死するこ
　　となく全生着した.

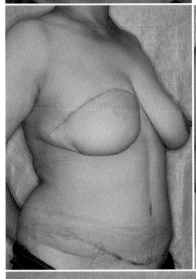
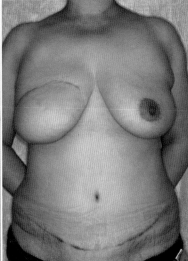
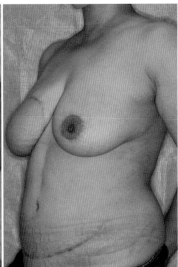

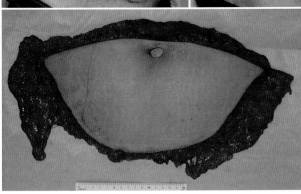
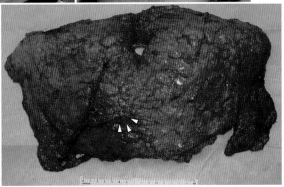

く用いる必要がある症例では，積極的に PMB を
皮弁に含めた方がよい(図 2).また，PMB を皮弁
に含めることで，対側 DIEP の剝出や皮弁内吻合
などの追加操作を省略できるため，手術侵襲の低
下や手術時間短縮にもつながる.

　PMB に限ったことではないが，帝王切開など

腹部正中に手術瘢痕がある症例では，PMB が前回
手術で切断されていたり，温存されても瘢痕の位
置によっては PMB が対側まで還流できない可能
性があるため，術前検査で PMB の有無や，手術
瘢痕との位置関係を確認して皮弁デザインを検討
する必要がある[6].

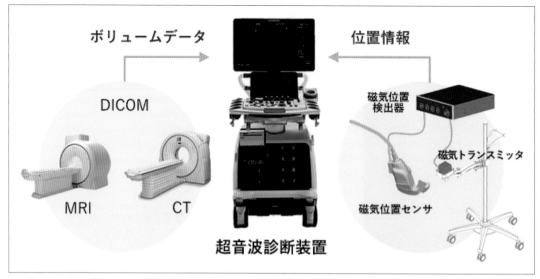

図 3. Real-time virtual sonography(RVS)の原理[7]

mp-DIEP flap 挙上のための検査

　安全な皮弁挙上のために，我々は routine として次の3つの検査と乳房の型取りを行っている．

A．造影 CT 検査
目　的：DIEA 本幹や DIEP の位置関係の把握，術者/助手間の手術イメージの共有

　DIEA 穿通枝相で造影 CT 検査を行っている．撮影方法の詳細は本誌別特集[5]を参照して頂きたいが，穿通枝相で正確な検査を行うためには，撮影機器が64列以上の検出器を持つ MDCT であることが望ましい．ヨード造影剤アレルギーがある症例では，造影 CT 検査と比べて穿通枝の描出精度が落ちるが MRI 検査で代用している．

　手術室で CT 画像を閲覧できる環境にあることが望ましいが，何度も手術を止め画像を確認する作業は手術時間のロスにつながるため，助手も含め皮弁挙上に関わる医師は可能な限り穿通枝の位置関係を頭に叩き込むようにする．

B．カラードップラーエコー検査
目　的：DIEP 穿通点のマーキング

　造影 CT 検査で確認した穿通枝をカラードップラーエコー検査で確認しながら体表にマーキングしている．Real-time virtual sonography(RVS)と言って，エコープローブに磁気位置センサーを取り付けることによって，プローブの位置情報を

リアルタイムに取得し，プローブの動きに合わせて滑らかに CT 画像を同期表示できるエコー装置がある[7]（図3）．mp-DIEP flap では多数の穿通枝のマッピングを必要とするため，RVS を使用すると CT 検査で確認した穿通枝との照合が短時間で容易に可能となり有用である．

　造影 CT 検査よりエコー検査の方が微細な血管の検出能に優れるが，造影 CT 検査で確認できなかった DIEP の追加検索は敢えて行っていない．この理由は穿通枝相で適切に撮影された造影 CT 検査で検出できなかった穿通枝の血管径は，CT のスライス幅にもよるが0.5 mm 以下であり，仮に存在しても非常に細く手術での使用に適していないからである．

C．術中 ICG 蛍光造影検査(ICGFA)
目　的：皮弁使用可能範囲の決定

　皮弁を切離する直前に皮弁還流域の確認を行う（図4）．血管吻合後ではなく，皮弁切離前に行うことによって，次に説明する MT 式計量システムの効果を最大限に発揮できる．

　ICGFA の造影範囲を大きく越えた部分は，皮弁辺縁から出血を認めたとしても静脈還流が低下しており，部分壊死の原因となることから極力使用すべきではない[4]．

　1次1期再建時は，mp-DIEP flap の血流確認を行った後に，残存乳房皮弁血流の確認も行い，不

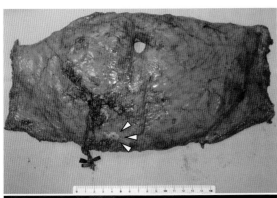
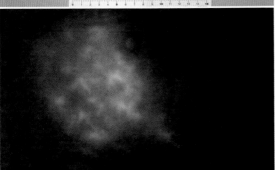
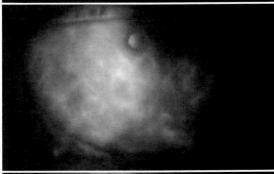
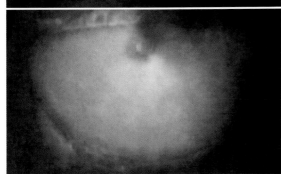

a
b
c
d

◀図 4.
mp-DIEP flap の ICG 蛍光造影検査(ICGFA)所見
　a：皮弁裏面．PMB(△)を含めて左血管茎 mp-
　　DIEP flap を挙上した．
　b～d：ICGFA 造影範囲の経時的変化(mirror
　　image)．Zone Ⅰの尾側領域から，Zone Ⅳまで
　　造影されていることがわかる．

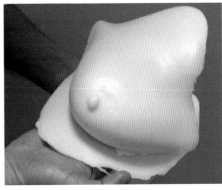

図 5．MT 式計量システムで用いるシリ
　　　コン製の型

染部分をあらかじめ切除しておく．
　　D．乳房の型取り(MT 式計量システム)
目　的：皮弁マウンドの単純化
　本稿の主旨から逸脱するため型取りの方法や型
の使用の詳細は割愛するが，手術前日までにシリ
コンで乳房の型取りを行い，完成した型を滅菌し
て術野で使用している(図5)．

　ICGFA の結果と照らし合わせ，① 必要皮弁量，
② 乳房形態(皮弁折り返し位置)，③ 表在化する
皮島位置の3つを皮弁のマウンドや血管吻合前
に，体外で決定し皮弁採取部の閉創と並行して行
うことができるため，マウンドの単純化と手術時
間の短縮につながる．

PEPARS　No. 201　2023

5

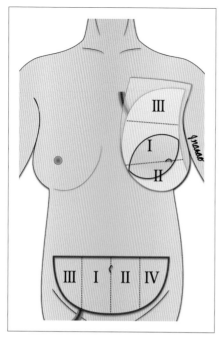

図 6. mp-DIEP flap の配置（左内胸動
静脈に吻合する場合）

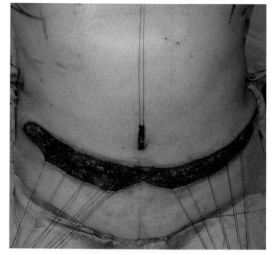

図 7. 皮弁採取部閉創途中
皮弁採取部に温存した上下の浅筋膜を 3-0 ポリ
ジオキサノン縫合糸で縫合した状態

皮弁挙上手技

A. 皮弁デザインの考え方

mp-DIEP flap の血管基部の位置は，複数の穿通枝を含めるため自ずと皮弁の尾側方向（解剖学的位置）となるが，腹直筋筋体を含めない分 TRAM flap より血管配置の自由度は高い．

mp-DIEP flap を内胸動静脈と血管吻合する場合，再建乳房の対側の血管茎を使用し，Hartrampf 分類 Zone Ⅲ を乳房の C 区域に配置すると，Zone Ⅳ は胸壁側（裏側）に配置され，血流の悪い部分を無理なく切除することができる（図 6）．何らかの理由で内胸動静脈への吻合が困難で胸背動静脈に吻合する場合は，再建乳房と同側の血管茎を使用すると同様に配置できる．逆に，再建乳房対側 DIEA の異常などにより，同側の血管茎しか使用できない場合も胸背動静脈に吻合する．mp-DIEP flap では複数の DIEP を皮弁に含めるため，特定の 1 本の穿通枝の太さや血管走行を理由に，使用する血管茎の左右を決定していない．

B. 皮膚切開〜皮弁裏面の剝離

皮膚から浅筋膜（Scarpa's fascia）まで垂直に切開する．皮弁に含める脂肪組織量を増やそうとす

るあまり，皮膚から浅筋膜まで末広がりに到達すると，皮弁に含めることができる脂肪組織量は多少増えるが，皮弁採取部の血流が悪化し，合併症の原因や創縁壊死の結果，醜状瘢痕として残りやすくなるため推奨しない．

浅筋膜を全周切開したら，次に浅筋膜直下で皮島より 2〜3 横指分深脂肪組織を拡大採取して Rectangular deep fat flap（RDFF）とする[1]．RDFF として拡大採取した部分を乳房の A 区域に敷き込むことで，肋骨の輪郭が浮き出ることの予防や，皮弁先端の段差を解消する効果がある．また，側腹部の脂肪組織をゆるやかに減らすことができる．

皮弁採取部の閉創時は，この時に温存した浅筋膜同士をわずかに overlap するように縫合すると，創部皮膚にかかる緊張が取れ，肥厚性瘢痕の予防につながる（図 7）．

C. 穿通枝の同定〜腹直筋前鞘切開

皮弁外側から腹直筋外側縁まで外腹斜筋筋膜上の剝離をスピーディに行い，腹直筋外側縁から内側は皮弁に含める穿通枝が前鞘から立ち上がる可能性があるため丁寧に剝離する．外腹斜筋筋膜上と比較して，前鞘上は脂肪組織の可動性が増すこ

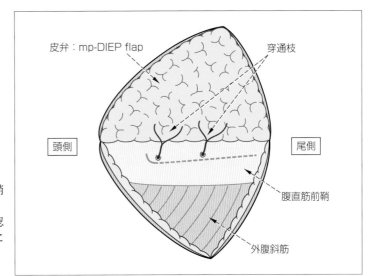

図 8.
実線(青)の位置で腹直筋前鞘
に小切開を加える.
腹直筋前鞘下で穿通枝を確認
し,点線(青)に沿って尾側に
前鞘切開を進める.

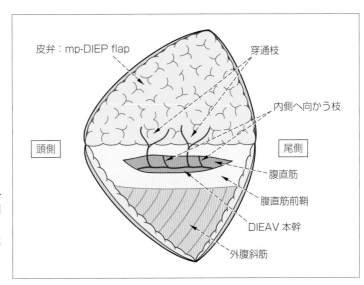

図 9.
腹直筋を unroofing し,尾側の外
腸骨動静脈分岐部に向かって展開
する.
この時点では,内側へ向かう枝は
温存する.

とを知っておくと,剝離範囲が腹直筋外側縁に到
達したことがわかりやすい.

　DIEP は外側から正中へ前鞘直下を走行した後
前鞘を穿通することは珍しくないが,頭側から尾
側へ戻って前鞘を穿通することはない.したがっ
て前鞘切開時に穿通枝の損傷を防ぐためには,
DIEP 筋膜穿通点のわずかに「頭」外側の前鞘を小
切開し,前鞘下で穿通枝を目視で確認後,穿通枝
を直視下に置きつつ尾側の穿通枝方向に前鞘切開
を延長する(図 8).尾側にある次の穿通枝に近づ
いたら再び同様の操作を繰り返す.この方法は前
外側大腿皮弁など,穿通枝の剝出操作時に筋膜切
開を必要とする皮弁挙上時にも有用である.

D.外側穿通枝剝出～本幹剝離

　DIEP は,前鞘上では 2～3 列に縦列しているこ
とが多いが,前鞘上の配列と DIEA の分枝部の位
置が一致していない(外側穿通枝 ≠ DIEA 外側列
の分枝)ことがしばしばある[1].この段階での穿通
枝の剝出は,前鞘上で外側の穿通枝が DIEA 本幹
に合流するまでにとどめ,DIEA から内側(正中)
方向へ向かう分枝は全て温存する※(この分枝の
内の 1 本が PMB である).

　次に DIEA 直上の腹直筋を筋線維に沿って
unroofing を行い,外腸骨動静脈分岐部まで本幹
を剝出する.PMB は低い位置で分岐することも
あるため,ここでも内側に向かう分枝は温存して
おく(図 9).

剖出した外側穿通枝の周囲にわずかに前鞘をつけてくり抜き，穿通枝を前鞘から遊離させたら外側からの剝離操作は終了となる．

E．内側穿通枝・PMB 剖出〜本幹剝離追加，切離

対側から RDFF を挙上していき，腹部正中に達したら臍のくり抜きを行う．臍周囲は薄い隔壁が存在し臍は隔壁内の毛細血管で栄養されているため，隔壁直上層を剪刀で鋭的に剝離してもほとんど出血しない（出血してもバイポーラで出血点のみを止血すれば済む）．電気メスの使用を控えることで，臍の血流（隔壁内血流）の温存と，臍近傍の穿通枝が電気メスにより熱損傷を起こすことを防ぐ．臍のくり抜きが済んだら，腹部正中方向から前鞘上で，内側穿通枝を外側穿通枝と同様に前鞘切開し剖出していく．臍より数 cm 尾側の穿通枝のうちの 1 本が PMB であり，D．の操作時※に温存した内側へ向かう分枝の 1 本と合流する．

内外側の穿通枝が離れている場合，穿通枝間の前鞘も閉創に使用するため，できるだけ皮弁に含めないようにする．

ここまで来ると，DIEA から内側に向かう分枝が穿通枝と交通している可能性はないため，本幹の分枝を全て処理すると皮弁を切り離す準備が整う．

この段階で ICGFA を行い，皮弁還流域の確認を行う．

最後に

冒頭の繰り返しとなるが，DIEP flap による乳房再建で最も重視すべきことは，1 回の手術で再建を完成させることである．そのためには術前検査を元に 1 つ 1 つの DIEP が皮弁の中で持つ役割を考え，手術を計画通りに粛々と遂行する心構えを持つことが重要である．

また，皮弁挙上が計画通りに進まなかった時，その原因が些細なミスであったとしても，手技のどこに問題があったかを追求し，改善し続けることが，手術上達への近道である．

参考文献

1) 武石明精：【ベーシック＆アドバンス皮弁テクニック】腹直筋皮弁・下腹壁動脈穿通枝皮弁．PEPARS. **135**：64-70, 2018.
   Summary　上/下腹壁動脈を茎とする皮弁について，概念，挙上法，合併症対策まで詳細に説明．

2) Blondel, P. N., et al.：Venous congestion and blood flow in free transverse rectus abdominis myocutaneous and deep inferior epigastric perforator flaps. Plast Reconstr Surg. **106**：1295-1299, 2000.
   Summary　DIEP flap と free TRAM flap における合併症に関する論文．静脈還流障害に起因する合併症は DIEP flap に多いため，皮弁を救済できるように SIEV を温存すべきであると報告．

3) Rothenberger, J., et al.：A quantitative analysis of the venous outflow of the deep inferior epigastric flap（DIEP）based on the perforator veins and the efficiency of superficial inferior epigastric vein（SIEV）supercharging. J Plast Reconstr Aesthetic Surg. **66**：67-72, 2013.
   Summary　穿通枝 1 対の DIEP flap（＝sp-DIEP flap）の静脈還流と SIEV の関与について述べた論文．sp-DIEP flap で再建する場合静脈還流を改善するために，対側 SIEV の supercharge を推奨．

4) Takeishi, M.：ICG fluorescence navigation surgery in breast reconstruction with TRAM flaps. ICG fluorescence imaging and navigation surgery. Kusano, M., et al. ed. 231-239, Springer, 2016.
   Summary　TRAM flap による乳房再建時に脂肪壊死範囲の予測ツールとして ICGFA が有用であることを説明．

5) 中尾淳一：【外科系における PC 活用術】画像データの 3 次元化ツール『OsiriX』を使いこなす．PEPARS. **108**：56-62, 2015.
   Summary　穿通枝相造影 CT 検査の撮影プロトコルおよび DICOM viewer を用いた画像の 3 次元化方法について説明．

6) Takeishi, M.：TRAM flaps in patients with abdominal scars. Plast Reconstr Surg. **99**：713-722, 1997.
   Summary　腹部手術瘢痕がある場合の TRAM flap のデザインの工夫について言及．

7) 富士フイルムヘルスケア株式会社ホームページより引用．
   https://www.fujifilm.com/jp/ja/healthcare/ultrasound/arietta/ultrasound-technology-rvs

PEPARS No.201：9-16, 2023

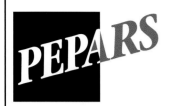

◆特集／皮弁・筋皮弁による乳房再建：適応と手術のコツ

浅下腹壁動脈皮弁（SIEA flap）による乳房再建

宮本慎平[*1]　有川真生[*2]　岡崎　睦[*3]

Key Words：浅下腹壁動脈（superficial inferior epigastric artery），乳房再建（breast reconstruction），浅下腹壁静脈（superficial inferior epigastric vein），浅腸骨回旋静脈（superficial circumflex iliac vein）

Abstract　　浅下腹壁動脈（SIEA）皮弁による乳房再建は，採取部の犠牲を最小化できる理想的な術式と言えるが，SIEA の解剖学的不安定さに起因する吻合部血栓や皮弁壊死が深下腹壁動脈穿通枝（DIEP）皮弁に比べ高率に生じるため，現状では一般化している術式とは言い難い．合併症回避のためには，SIEA が優位な症例を抽出し適応していくことが肝要であり，そのためには術前 CT アンギオを用いた SIEA の内径評価と術中の ICG 造影による灌流評価が欠かせない．条件に満たない場合には，躊躇なく DIEP 皮弁へ conversion すべきである．採取の際は，SIEA を大腿動脈からの起始部までしっかり追って採取し，移植床血管との口径差を低減することが最も大事である．還流静脈は浅下腹壁静脈とは限らず，症例により SIEA の伴行静脈や浅腸骨回旋静脈を利用することも可能で，複数の還流路を含めることができる．

はじめに

　深下腹壁動脈穿通枝（DIEP）皮弁は乳房再建のゴールドスタンダードであるが，症例によっては穿通枝の筋体内剝離が煩雑であったり，術後の腹壁弛緩が問題となったりすることがある．一方，腹壁に侵襲を加えることなく採取できる浅下腹壁動脈（SIEA）皮弁は，患者・術者のいずれにとっても魅力的な選択肢である[1]．しかし，SIEA の解剖学的不安定さや灌流域の問題により，吻合部血栓形成や皮弁壊死などの術後合併症のリスクが高いとされており，現状での使用頻度は DIEP 皮弁に比べて圧倒的に低い[2]．

　SIEA 皮弁は DIEP 皮弁と同一のデザインで採取されるため，術者としても DIEP 皮弁を扱うのと同じ感覚で移植・再建を行ってしまう傾向にあるが，それでは SIEA 皮弁に特有のピットフォールに嵌まってしまう．これを回避するためには同皮弁の特徴への理解とそれに応じた対策が欠かせない．「当初は DIEP 皮弁で再建予定だったが，SIEA が太そうなので今日は SIEA 皮弁にしてみようか？」というような安易な発想では失敗する可能性が高い皮弁なのである．

　本稿では，SIEA 皮弁による乳房再建について，合併症回避に役立つ解剖学的知識と適応・術式のポイントを詳述する．

SIEA 皮弁の解剖

　SIEA は，鼠径靭帯よりやや遠位から起始する大腿動脈の枝である．いわゆる"直接皮枝"（direct cutaneous artery）で，起始部から筋肉や筋間を通

*1 Shimpei MIYAMOTO，〒113-8655　東京都文京区本郷 7-3-1　東京大学医学部形成外科，准教授
*2 Masaki ARIKAWA，〒104-0045　東京都中央区築地 5-1-1　国立がん研究センター中央病院形成外科，医長
*3 Mutsumi OKAZAKI，東京大学医学部形成外科，教授

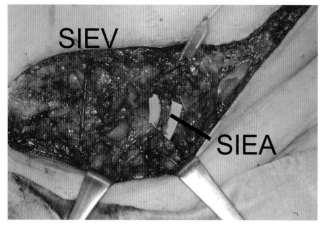

図 1. SIEA と SIEV の位置関係
左下腹部で SIEA と SIEV を剖出したところ. 左端が正中線
である. SIEA が SIEV よりやや深部を走行していることが
わかる.

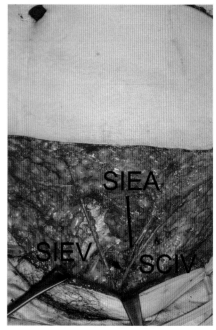

図 2. SIEA が外側を走行するパターン
左 SIEA で SIEA 皮弁を挙上したところ. 下腹部
正中に瘢痕を認めた. SIEA が外側を SCIV に
沿って外側斜め方向へ向かっており, SIEV とは
離れて走行していた. この症例では, SCIV から
の還流の方が優位であり, SIEV からの還流は弱
かった.

過することなく下腹部皮下に至っている. SIEA
は解剖学的に不安定な動脈であることが知られて
おり, 遊離皮弁黎明期の Taylor らによる屍体解
剖の報告では欠損率が 35％と報告されていた[3].
しかし, 近年の CT アンギオを用いた研究では欠
損率 6～25％程度とされており, SIEA の存在率自
体は以前考えられていたよりも高いことが明らか
になっている[4]~[6]. ただし, 存在したとしてもそ
の口径にばらつきが大きいことは間違いない.

　SIEA の起始部については, およそ 1/3 の症例
で浅腸骨回旋動脈(SCIA)と共通幹となってい
る[5]. 共通幹となっている場合は内径も大きくな
るが, 実際には起始部付近で Y 字状ではなく, V
字状に分岐していることが多く, そのような症例
では共通幹となっている部分の長さが非常に短
い. このため, 共通幹レベルで採取して吻合まで
行える症例は少ない(自験例では 10％以下であ
る).

　SIEA の末梢での走行経路としては, 恥骨上部
レベルで浅下腹壁静脈(SIEV)の 2～3 cm 程度外
側, スカルパ筋膜のやや浅層を上行する(図 1).
ここから垂直方向に上行後, やや正中(臍方向)に
向かって走行するタイプが一般的であるが, 鼠径
靭帯と平行に外側斜めに走行するタイプも存在す
る. この辺りの解剖には DIEP や SCIA 浅枝との
相補的な関係が影響していると思われる. 片側腹
部のみで容量が十分な場合には後者のタイプでも
問題ないことが多いが, 対側(zone Ⅱ)の組織を
必要とする場合は前者のタイプの方が好ましい.

　SIEA 皮弁の還流静脈としては SIEV が一般的
に用いられている. SIEV は浅腸骨回旋静脈
(SCIV)とほぼ同じ位置で大伏在静脈に流入して
おり, 口径も大きく, 長さも長く採取できるため,
血管柄としては扱いやすい. ただし, SIEV が
SIEA と離れて走行している場合は, 還流が強く
ない傾向があり, 注意が必要である(図 2). SIEA

表 1. SIEA 皮弁の適応基準に関する過去の報告

報告者(年)	SIEA の下限(確認部位)	症例数	全壊死率(%)
Arnez ら(1999)	外径 1.5 mm 以上(起始部)	5	0.0
Chevray(2004)	外径 1.0 mm 以上(皮切部)かつ 1.5 mm 以上(起始部)	12	8.3
Ulusal ら(2006)	外径 1.0 mm 以上(皮切部)	14	7.0
Wolfram ら(2006)	外径 1.5 mm 以上(起始部)	11	0.0
Spiegel ら(2007)	外径 1.0 mm 以上→1.5 mm 以上(皮切部)	82	6.1
Holm ら(2008)	外径 1.5 mm 以上(皮切部)	15	0.0
Coroneos ら(2015)	外径 2.0 mm 以上(起始部)	44	13.6
Henry ら(2017)	内径*1.5 mm 以上(起始部)	25	0.0

*SIEA を切断して，顕微鏡下に自動縫合器のサイザーを用いて内径を測定

の伴行静脈は口径が非常に小さく，長さも短いため，それ自体を吻合血管として使用できることは少ない．ただし，還流の優劣は口径の大小だけでは判断できず，太い SIEV よりも細い伴行静脈からの還流の方が優位なことがあるので軽視はできない．我々の研究では，約半数の症例で伴行静脈は SCIV と交通枝を有することがわかっており，これらの症例では交通枝から SCIV 近位を皮弁に含めることにより，SCIV を伴行静脈に連続する還流静脈として用いることが可能になる[5]．これに SIEV も含めることで，皮静脈と伴行静脈の 2 系統の静脈還流を獲ることができるようになる．

術前検査

術前検査としては，造影できない症例を除いて，造影 CT が必須である．動脈相 1 mm スライスで撮像し，そこでの SIEA の内径評価が最も重要になる．DIEP の穿通枝も優位なものをチェックし，マーキングしておく．SIEA と内胸動脈との口径差が問題となりやすいので，内胸動脈の内径や，第二肋間穿通枝も使用できるかどうかを胸部のスライスでチェックしておく．超音波カラードップラーは皮膚表面への術前マーキングという意味では有用であるが，SIEA 根部の口径や DIEP との相対関係は評価しづらいため，補助的な意味合いで行う．

SIEA 皮弁の適応基準

SIEA 皮弁による乳房再建を安全に施行する上で，考慮すべきは ① SIEA の灌流域，② SIEA と移植床動脈との口径差の 2 点であるため，SIEA の口径は適否を決定する上で重要な指標になる．SIEA 皮弁の適応基準を論じた過去の報告でも，その全てで SIEA の口径を条件として挙げているが，下限を何 mm に設定するか，またどのレベルで評価するのか(起始部もしくは皮切部)，など，報告によって基準は様々である(表1)[2)7)~13)]．最も症例数の多い Spiegel らの報告では，SIEA 口径の下限を皮切部で 1.0 mm から 1.5 mm に引き上げる適応の厳格化により，移植成績が向上したとしている[11)]．我々は，術前 CT アンギオで SIEA 起始部の内径を測定し，2 mm 以上の症例で適応を検討している[5)]．また，太い DIEP がない症例は SIEA が優位である傾向があり，SIEA 皮弁の適応を後押しする条件となる[14)]．ただし，これらの基準はいずれも絶対的なものではなく，最終的な適否は術中に SIEA の島状皮弁とした状態での血流評価によって決めなければならない[10)]．

一方で，患者の体格(BMI，健側の乳房サイズ・下垂の有無など)は，SIEA 皮弁の適応に影響は与えない．例えば，「肥満症例であるため，SIEA よりも DIEP の方がいい．」や「痩せている症例なので，SIEA でも大丈夫．」というような見立ては俗説であり，根拠がない．

SIEA 皮弁による乳房再建の実際

1. 皮弁の採取

皮弁のデザインは DIEP 皮弁の場合と全く同じである．挙上中，DIEP 皮弁への conversion の可能性を，常に念頭に置いておく必要がある．

まず臍周囲の切開から始め，SIEA 採取予定側の皮弁の頭側縁・外側縁を切開し，外腹斜筋・腹直筋前鞘上を剥離する．ある程度，剥離が終わったら，皮弁の尾側縁を切開し，SIEA の性状を確認する．まず正中側皮下浅層に SIEV が確認され，これをメルクマールとして 2 cm 程度外側，やや深層で SIEA を見つけることができる．一般的に皮弁の動脈血管柄は白っぽく見えることが多いが，SIEA は壁が薄く紫っぽく見えるため，静脈と間違わないよう注意が必要である．このレベルでの SIEA の太さと拍動の強さは適応を判断する重要な因子となる．SIEA の外側には SCIV があり，皮弁のデザインによってはこれも皮弁に含めることが可能である．

次に SIEA を中枢側に向けて剥離していく．SIEA 剥離の際に陥りがちなピットフォールとしては，血管だけを追おうとして "穴掘り" の術野になってしまうことである．これを避けるため，血管剥離に先立ち，鼠径部の皮膚を面上に剥離して，SIEA，SIEV，SCIV の血管群を下に落とす形で展開しておく．ただし，過度の剥離は同部の漿液腫形成や創縁壊死の原因となることがあるので，SIEV より内側，SCIV より外側には余計な剥離は加えないようにする．皮膚を展開した後でSIEA を逆行性に剥離していく．SIEA には裸眼で視認できない細い分枝があるため，操作は拡大鏡下で行う．浅層では，モノポーラーを用いてSIEA を周囲の脂肪組織から授動していくイメージで容易に剥離が行える．しかし，SIEA が大腿動脈に向かって深層を走行するレベルになると，分枝が多くなり SIEA の走行も視認しづらくなる．特に，最近位の 2〜3 cm くらいになると，周囲のリンパ節や索状物との癒着が強くなり，逆行性剥

離のみでは立ちいかなくなる．この部の剥離に手間取ったり，出血したりすると，SIEA は攣縮してさらに細くなり，指認できなくなる．このため，剥離がある程度深部に至ったら，逆行性剥離には拘らず，先に鼠径靭帯直下で大腿動脈のシースを開けて SIEA 起始部を確認した方がよい．肥満症例では腹壁・腹腔内容が尾側に垂れ下がってくるため，鼠径靭帯に筋鉤をかけてこれらを頭側を避けた状態でシースを切開する．シースを開けると起始部は容易に確認できるので，ここで SIEA を確保し，今度は順行性に近位から遠位へと剥離をつなげるとよい．SCIA と共通幹となっている場合も同様である．SIEA の内径は最近位 2〜3 cm で大きく変わるため，できるだけ起始部近くで切断し，吻合の口径差を少しでも低減することが重要である．

静脈の剥離は SIEA の剥離に前後して行うが，SIEV，SCIV とも皮静脈であるため，モノポーラーと鈍的な剥離のみで大伏在静脈からの起始部まで容易に剥離することが可能である．SIEA 伴行静脈が SCIV と交通を有する場合も SCIV を皮弁に含める意識で挙上を行うと，交通枝が自然と温存されていることが多い．

血管柄の剥離が終了したら，皮弁を全周性に切開し島状にする．マーキングしておいた太いDIEP 数本は温存し，前鞘の穿通部で確保する．確保した DIEP を全て仮クランプした状態で，SIEA 単独での灌流域を確認するため ICG 造影を行う（図 3）．必要な範囲が造影されればそのままSIEA 皮弁として採取するが，そうでない場合はDIEP 皮弁への conversion を考慮する．

2. 移植床血管の選択

SIEA 皮弁の血管柄は短く，血管柄は皮弁の側面から出る形になるため，DIEP 皮弁のような自由度はなく，皮弁を左右どちらの血管柄で挙上したかによって，使用できる移植床血管はほぼ決まってしまう．例えば，右 SIEA 皮弁で左乳房を再建する場合は内胸動静脈に吻合することになり，右乳房を再建する場合は腋窩で吻合すること

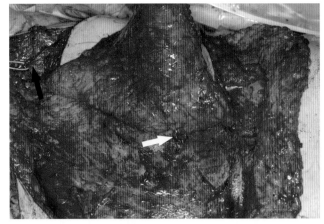

図 3.
皮弁挙上中，血流確認時の状態
右 SIEA（黒矢印）で皮弁を挙上し，
他に比較的優位であった左 DIEP（白
矢印）を仮クランプしたところ．こ
の状態で ICG 造影を行い，SIEA に
よる灌流域を確認する．右が頭側

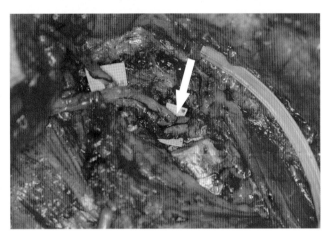

図 4.
太→細の静脈端側吻合（large-to-
small end-to-side anastomosis）を
行った血管吻合部
SIEA 皮弁で左乳房を再建した症例.
第 3 肋軟骨を削除し内胸動静脈に吻
合しているが，優位な SCIV を内胸
静脈に端側吻合している（矢印）．右
が頭側

になる．

　内胸に吻合できれば，皮弁の配置をほぼ制限な
く行えるので整容的には望ましいが，一般的に
SIEA は内胸動脈より細く，SIEV や SCIV といっ
た皮静脈は内胸静脈より太いため，口径差は常に
問題になる．動脈に関しては，SIEA の血管壁は
薄く伸展性も高いので，内胸動脈との外径の違い
ほどは口径差が気にならないことも多い．それで
も口径差が大きい場合には，肋間穿通枝（主に第
二）への吻合が打開策となることがある．内胸動
脈は壁が厚く内膜も脆弱であることが多いので，
端側吻合は行わない方がよい．静脈に関しては口
径差が小さければ自動縫合器を用いて吻合を行う
が，特に左内胸静脈の場合には口径差が大きく
なってしまい，器械吻合には適さない．このよう
な場合には，手縫いでの太→細の端側吻合
（large-to-small end-to-side anastomosis）が解決
策となり得る（図 4）[15]．

　腋窩で吻合する場合には，動静脈とも口径差は
ほとんど問題にならず，複数本の静脈を吻合でき
ることが多いという点で安心感は高いが，血管柄
の長さの問題から皮弁の配置に制限が出てしまう
ことがある．これに対しては，SCIV 本幹を利用し
て SIEV を皮弁内吻合し血管柄を延長するといっ
た工夫により，ある程度の対策は可能である[16]．

3．皮弁の固定，閉創

　原則として zone Ⅲ が頭側（上胸部）にくるよう
配置して，乳房の形成を行う．その他の点につい
ては，DIEP 皮弁の場合と変わりない．

4．術後管理

　術後の腹帯は必要ない．SIEA 採取側の鼠径部
に漿液腫を生じることがある．その他の点につい
ては，DIEP 皮弁の場合の術後管理と変わりはな
く，術翌日から離床を励行する．

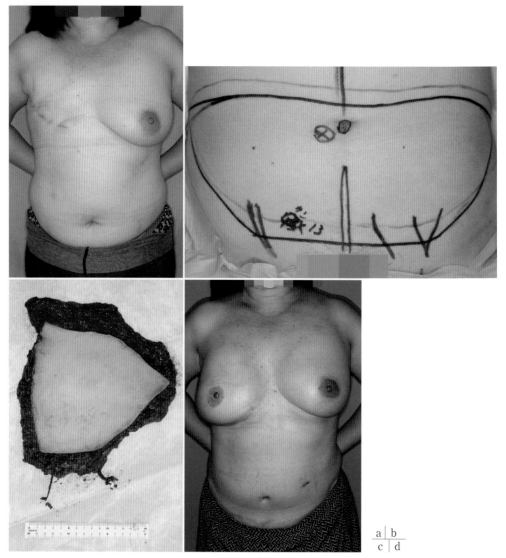

図 5. 症例 1
a：術前の状態
b：皮弁のデザイン
c：採取した SIEA 皮弁
d：術後 4 年の状態

症　例

症例 1：44 歳，女性．右乳房二次一期再建症例
　右乳房全摘，腋窩郭清の 1 年 4 か月後に，SIEA
皮弁を用いた二次一期再建を行った．下腹部正中
に帝王切開後の瘢痕があったため，左腹部の皮弁
で再建を行った．皮弁の静脈は SIEV と SIEA 伴
行静脈に連続させた SCIV の 2 本で，内胸動静脈
を移植床血管として使用した．内胸静脈の近位端

に SCIV を，遠位端に SIEV を吻合した．術後 1
年 5 か月の時点で二次修正を行った後，skate flap
と鼠径部からの全層植皮により乳頭乳輪形成を
行った（図 5）．
　症例 2：55 歳，女性．左乳房二次一期再建症例
　左乳房全摘の 11 年後に，SIEA 皮弁を用いた二
次一期再建を行った．皮弁の静脈は SIEV で，胸
背動静脈を移植床血管として使用した．SIEA 皮
弁の zone Ⅱまで使用して再建を行った．術後 2

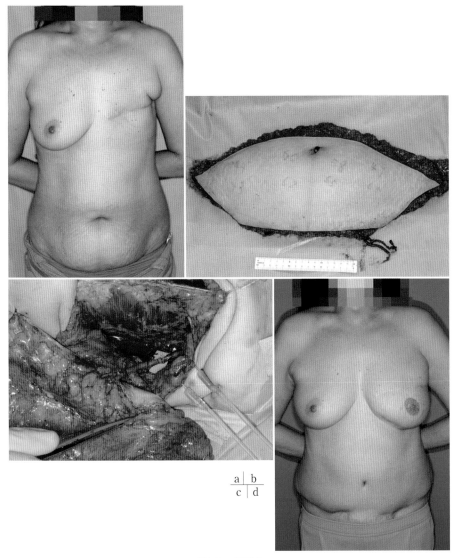

a	b
c	d

図 6. 症例 2
　a：術前の状態
　b：採取した SIEA 皮弁
　c：血管吻合部の状態．腋窩で胸背動静脈に吻合した．
　d：術後 6 年の状態．皮弁採取部に凹凸を認める．

年 5 か月の時点で二次修正を行った後，star flap と刺青による乳頭乳輪形成を行った（図 6）．

参考文献

1）Hester, T. R. Jr., et al.：Blood supply of the abdomen revisited, with emphasis on the superficial inferior epigastric artery. Plast Reconstr Surg. **74**：657-670, 1984.

2）Coroneos, C. J., et al.：SIEA versus DIEP arterial complications：a cohort study. Plast Reconstr Surg. **135**：802e-807e, 2015.

3）Taylor, G. I., Daniel, R. K.：The anatomy of several free flap donor sites. Plast Reconstr Surg. **56**：243-253, 1975.

4）Kim, B. J., et al.：The superficial inferior epigastric artery flap and its relevant vascular anatomy in Korean women. Arch Plast Surg. **41**：702-708, 2014.

5）Kita, Y., et al.：Anatomy of the arterial and

venous systems of the superficial inferior epi-gastric artery flap : A retrospective study based on computed tomographic angiography. J Plast Reconstr Aesthet Surg. **73** : 870–875, 2020.

6) Rozen, W. M., et al. : The variability of the Super-ficial Inferior Epigastric Artery (SIEA) and its angiosome : A clinical anatomical study. Micro-surgery. **30** : 386–391, 2010.

7) Arnez, Z. M., et al. : Breast reconstruction using the free superficial inferior epigastric artery (SIEA) flap. Br J Plast Surg. **52** : 276–279, 1999.

8) Chevray, P. M. : Breast reconstruction with superficial inferior epigastric artery flaps : a pro-spective comparison with TRAM and DIEP flaps. Plast Reconstr Surg. **114** : 1077–1083 ; dis-cussion 1084–1085, 2004.

9) Henry, F. P., et al. : Predicting and planning for SIEA flap utilisation in breast reconstruction : An algorithm combining pre-operative com-puted tomography analysis and intra-operative angiosome assessment. J Plast Reconstr Aesthet Surg. **70** : 795–800, 2017.

10) Holm, C., et al : Interindividual variability of the SIEA Angiosome : effects on operative strate-gies in breast reconstruction. Plast Reconstr Surg. **122** : 1612–1620, 2008.

11) Spiegel, A. J., Khan, F. N. : An Intraoperative algorithm for use of the SIEA flap for breast reconstruction. Plast Reconstr Surg. **120** : 1450–1459, 2007.

12) Ulusal, B. G., et al. : Breast reconstruction using the entire transverse abdominal adipocutaneous flap based on unilateral superficial or deep infe-rior epigastric vessels. Plast Reconstr Surg. **117** : 1395–1403 ; discussion 1404–1406, 2006.

13) Wolfram, D., et al. : The superficial inferior epi-gastric artery (SIEA) flap : indications for breast reconstruction. Ann Plast Surg. **57** : 593–596, 2006.

14) Miyamoto, S., Fujiki, M. : Criteria for the use of the SIEA flap for breast reconstruction. Plast Reconstr Surg. **137** : 474e–475e, 2016.

15) Miyamoto, S., et al. : Large-to-small end-to-side venous anastomosis in free flap transfer. J Surg Res. **245** : 377–382, 2020.

16) Miyamoto, S. : Elongation of SIEV using SCIV in breast reconstruction with an SIEA flap. Micro-surgery. **37** : 721–722, 2017.

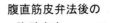

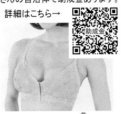
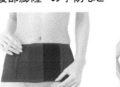

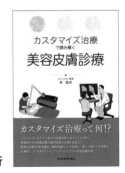
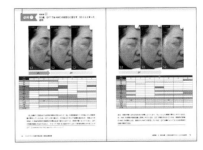

PEPARS　No.201：18-27, 2023

◆特集／皮弁・筋皮弁による乳房再建：適応と手術のコツ

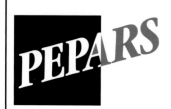

拡大広背筋皮弁（ELD flap）
による乳房再建

小宮貴子[*1]　松村　一[*2]

Key Words：乳房再建（breast reconstruction），拡大広背筋皮弁（extended latissimus dorsi musculocutaneous flap），術前体積予測（preoperative volume prediction），体積換算（volume-rendering technique）

Abstract　　自家組織を用いた乳房再建において良好な結果を出すためには，手術計画時に術前摘出乳腺体積と採取皮弁体積が予測でき，手術計画を立てられることが重要である．拡大広背筋皮弁を用いた乳房再建は，腹部皮弁を使用できない場合や腹部に瘢痕を残したくない患者にとって，有用である．採取不足を懸念し大きめに採取しがちであるが，過剰採取は背部の変形の原因となり得る．筆者は拡大広背筋皮弁を用いた乳房再建において，術前に摘出乳腺と拡大広背筋皮弁の体積を，X線造影糸とCT-volume-rendering法（CT体積換算法）を用いて予測し，数値化できる手術計画を行っているため紹介する．この方法は術前の手術シミュレーションにもなり，手術操作の正確性や教育にも有用である．

はじめに

　拡大広背筋皮弁（extended latissimus dorsi musculocutaneous flap；ELD flap）は乳房に十分なボリュームを補える術式であり，乳房再建の一手段として用いられている[1]．ELD flapは1983年に初めて報告された[2]．腰の脂肪を付けることで長さとボリュームを得られるため，通常の広背筋皮弁よりも大きめに再建することが可能である．大きな乳房の自家組織再建を行う場合，一般的に腹部皮弁が選択される．しかし，腹部が手術瘢痕で使用できない場合や，腹部に傷をつけたくない患者においては適応外となる[3][4]．その代替として

ELD flapがある．血液供給の信頼性と採取の容易さから，ELD flapは好んで使用される[3]．

　乳房再建のゴールは，自然で左右対称で，美容的に満足できる乳房を作ることである[5]．自家組織再建，特にELD flap再建でよい結果を得るためには，摘出する乳腺の体積と挙上する皮弁体積を正確に把握する，手術前の準備が重要である．しかしながらELD flapの客観的な術前体積予測の報告は少なく[6]，体積の過不足は術者の経験に頼る部分が大きい[7]．必要量以上の皮弁の過剰採取は，採取部の病的醜形につながる[8]．これを予防するためにも正確な術前体積評価が必要である．筆者は術前計画として挙上ELD flap体積および摘出乳腺体積を詳細に計測し手術計画を行っているので紹介する．

*1 Takako KOMIYA，〒160-0023　東京都新宿区西新宿6-7-1　東京医科大学形成外科学分野，准教授
*2 Hajime MATSUMURA，同，主任教授

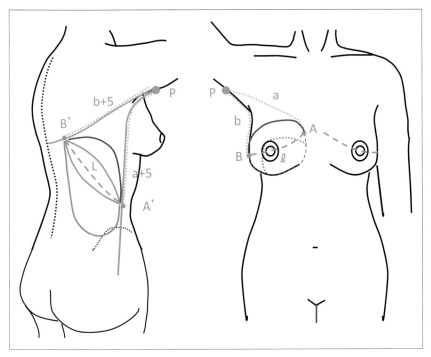

図 1. デザイン

方 法

1. ELD flap デザイン（図 1）

「乳房内上方〜乳頭乳輪〜乳房外下方」を結ぶ乳房のライン，すなわち図 1 に示す乳房上の水色破線のように「ハの字」に見えるラインを，乳房の長軸と仮定する．長軸と乳房の輪郭が交わる点のうち，内側を A 点，外側を B 点，広背筋の停止部である上腕骨上部小結節稜（P 点）から A 点までの距離を a，B 点までの距離を b，乳房長軸の長さ（すなわち A 点と B 点の距離）を ℓ とする（図 1）．次に背部に広背筋の範囲を描く．P 点から中腋窩線に延長させたラインを広背筋の前縁，P 点から肩甲骨下端を通り背部正中に延長させたラインを広背筋の後縁とする．P 点から前縁上に a＋5 cm となる点を A' 点，後縁上に b＋5 cm となる点を B' とする．乳房の長軸の長さ ℓ と同様の長さを A' と B' を結ぶライン上に描き，この長さを L（ℓ ＝L）とし，これが皮島の長さとなる．皮島の幅は皮膚をつまめる程度とするが，約 5〜7 cm が適当である．皮島周囲に付着させる脂肪は，背部正中は脂肪を残し，腰部は上前腸骨棘を越えたあたりまで

とする．背部正中，棘突起周囲に脂肪を残すことで，仰臥位の際の疼痛を予防できる．腰部の脂肪（緑色の実線）は皮島の裏面に折り返して乳頭乳輪の位置に届く程度の長さ（緑色の破線）とする．背部の皮島・採取脂肪範囲をビニールにトレースし，P 点を pivot point として，ビニールを乳房に移動させる．その際，乳房の長軸よりも，皮島の位置がやや尾側にくる程度の方が，皮弁を縫い付ける際に余裕がある．最後に，乳房側でビニール L と乳房 ℓ の位置を合わせた状態で，乳房上縁（赤色の実線）をビニールにトレースする．背部にビニールを戻し，背部デザインに乳房上縁に相当するライン（赤色の実線）を描き足す．

2. ELD flap デザインに X 線造影糸を貼付（図 2）

背部デザインのうち実際に乳房の体積に相当するのは，乳房上縁のライン以下のデザインに囲まれた範囲（乳房上縁〜広背筋外側縁・内側縁〜腰部脂肪）である．このデザインを正確に CT 上に反映させる方法として X 線造影糸をデザイン上に貼付する（図 2-a）．X 線造影糸とは，すなわち手術の際に使用するガーゼの中に織り込まれている

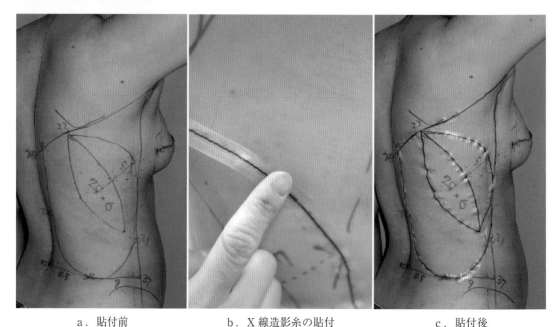

a．貼付前　　　　　　　b．X線造影糸の貼付　　　　　　c．貼付後

図 2．ELD flap デザインに X 線造影糸を貼付

線維であり，金属製品と違い CT 上でハレーションを起こしにくく映る．デザインにこの糸を貼付し，CT 撮影することで，挙上皮弁の「範囲」を明確にすることができる．当初はガーゼをカットして糸を取り出して使用したが，その手間を省くため，現在は Micropake®（白十字株式会社，東京）を使用している．これは，ガーゼに組み込む材料である造影糸のみがロール状になっているものである．この糸を約 30 cm にカットしサージカルテープの中央に置き，糸とテープを一体化させる（図 2-b）．これをデザインに貼付する（図 2-c）．

3．手術体位で CT 撮影

背部に糸を貼付した状態で手術体位（側臥位で手を挙上し，腰の下にタオルを入れた体位）をとり，CT 撮影する．手術体位で撮影することで，手術時の皮弁状態，脂肪や筋肉の状態を再現することができ，体積計算がより正確となる．2.5 または 5.0 mm の水平断で撮影する．

4．執刀医師によるシミュレーション手術
（ELD flap・摘出乳腺）（図 3, 4）

CT データを Advantage Workstation 4.4（GE Medical Systems, Buc, FRANCE）に取り込む．CT 水平断にて，X 線造影糸は体表面に点として撮像される（図 3-a）．この点に囲まれた範囲が，

各スライスにおける皮弁の挙上「範囲」である．理解を容易にするために，糸と点に次の色を着色した．乳房上縁を赤色，広背筋の内側縁と外側縁を黄色，皮島を青色，腰部の脂肪を緑色で示す．X のラインでは水平断 X のように見え，採取する広背筋や脂肪の範囲は可視化されている．Y のラインでは水平断 Y のように見え，腰部脂肪の採取範囲を確認できる（図 3-b）．

形成外科執刀医は，この点をガイドとして，手術デザインに忠実な皮弁挙上「範囲」をマウスでトレースする．更に浅筋膜を意識することにより，採取する皮弁の「厚さ」も正確となる．特に背部は浅筋膜が複数認められることも多く，層を決めてトレースすることで皮弁の厚みを明確にすることができる．この「範囲」と「厚さ」が明確化された各水平断面のシミュレーションを行うことで，正確な皮弁採取体積を予測することができる（図 4-a）．なお，腰部脂肪は腰動脈より尾側は血流が悪くなるため採取しない．腰動脈を越えたデザインの場合は，腰部脂肪の採取範囲を変更することが必須である．

なお，乳房においては，乳腺科でオーダーされる術前仰臥位 CT を用いて，乳腺科医が摘出範囲をトレースしシミュレーションを行う（図 4-b）．

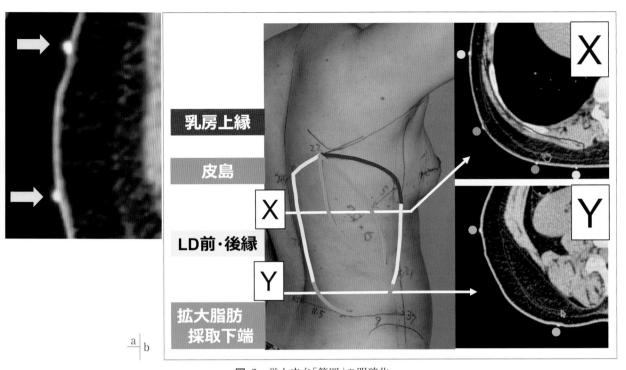

図 3. 挙上皮弁「範囲」の明確化
a：皮膚上の点として映る X 線造影糸　　b：X 線造影糸の位置関係

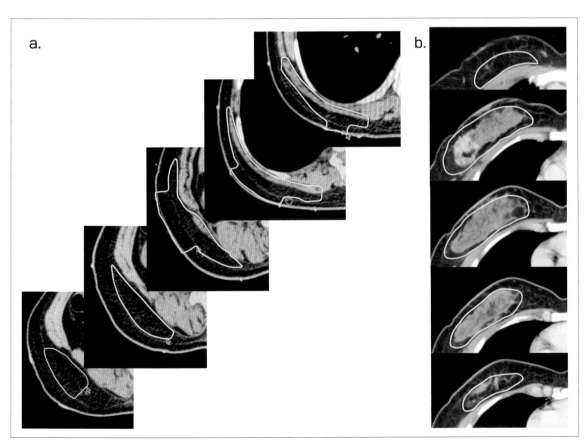

図 4. 執刀医師によるシミュレーション手術
a：ELD flap　　b：摘出乳腺

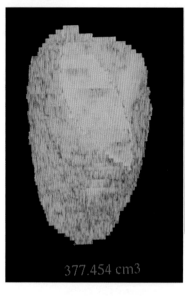

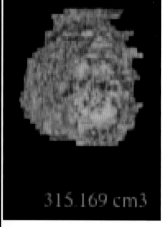

315.169 cm3

377.454 cm3

図 5.
Volume rendering 法による積算体積
a：ELD flap
b：摘出乳腺

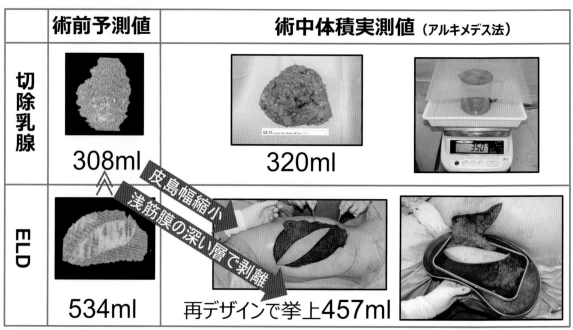

	術前予測値	術中体積実測値（アルキメデス法）	
切除乳腺	308ml	320ml	
ELD	534ml	皮島幅縮小 浅筋膜の深い層で剥離 再デザインで挙上457ml	

図 6．切除乳腺体積予測値と ELD flap 体積予測値比較―術前デザインの見直し―

5．Volume rendering 技術による積算体積（ELD flap・摘出乳腺）（図 5）

ELD flap および摘出乳腺の各スライスを 3 次元画像として構築し，volume rendering 法にてそれぞれ積算体積を求める．実際の画像を図 5 に表す．

6．術前デザインの見直し

A．摘出乳腺体積予測値と ELD flap 体積予測値比較（図 6）

このように得られた摘出乳腺と ELD flap の体積予測値を比較する．摘出乳腺と ELD flap の体積比が約 1：1.2～1.3 程度を理想の体積目安とする．この時点で ELD flap の体積が摘出乳腺体積よりも極端に少ない場合は皮弁の体積不足，また皮弁の組成で筋肉が多く脂肪が少ない場合は経年的な再建乳房の萎縮が懸念されるため，他の術式に変更することを考慮する．例えば，筋層より浅筋脂肪組織が薄い場合や，背部から腰部に移行する脂肪組織が極めて薄い場合などは萎縮したり腰

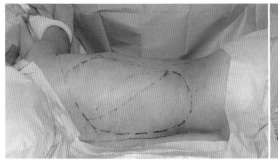

| a．背部 | b．乳房 |

図 7．手術体位

部脂肪の血流が不安定になったりするため，適応
となりにくい．一方，ELD flap の体積が極端に多
い場合は，乳房形成後の過剰皮弁破棄を懸念し，
手術当日の皮弁デザインを小さく再デザインす
る．すなわち，皮島の幅を小さくする，浅筋膜を
より深い層で剝離する，腰部の脂肪弁を少なくす
る，などの方法で小さくする（図6）．ELD flap の
体積がわずかに少ない場合はこの逆の方法で皮弁
を大きくすることで，最適なデザインへ修正する．

B．摘出乳腺体積実測値と ELD flap 体積予測値比較（図6）

一次一期再建では，乳腺が摘出されたら重量と
アルキメデス法で体積を測定する（図6）．摘出乳
腺体積の実測値と，ELD flap 体積予測値を比較す
ることで，最終の皮弁サイズ調整・最終デザイン
を決定する．皮弁サイズ調整の方法は上記6-A.
に準ずる．

7．ELD flap の挙上
A．手術体位（図7）

最終のデザインに沿って手術を行う．体幹の下
にマジックベッドを挿入し，側臥位とする．恥骨
部・患側肩甲骨部・殿部を側板で支える．患側上
肢は若杉氏上肢台に固定し，健側上肢は手台に固
定する．患側上肢が清潔野となるようストッキ
ネットで覆い，頚から骨盤部までを露出させてド
レープする．その際，患側肩甲骨・背部正中線が
見えるように布を固定することで位置のメルク
マールとなる（図7）．

B．背部（図8）

10万倍ボスミンを皮島周囲に注入する．No.15
メスで切開する．電気メスの先端を繊細なマイク

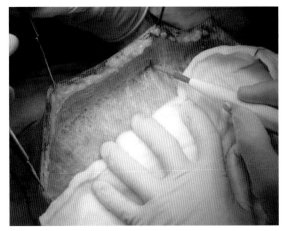

図 8．背部浅筋膜剝離
CT 内シミュレーション手術と同じ層の浅筋膜を均
一に剝離する．浅筋膜が2～3枚存在することもある．

ロニードルとし，浅筋膜に達する．CT 画像シ
ミュレーションで決定した浅筋膜の層を確実に出
すことが，正確な体積につながるコツである．CT
画像で浅筋膜の枚数・決定した浅筋膜の皮膚から
の厚みを測定しておくと同定しやすい．浅筋膜が
皮島全周性に同定できたら，露出した浅筋膜の線
維層の中央を2層に分けるように，浅筋膜の中間
を通常の電気メスを用いて剝離していく（図8）．
線維層を2分割する理由は，皮弁に残す浅筋膜は
血流を，体表側に残す浅筋膜は背部縫縮の際にキ
ルティングスーチャーをかけるためである．

乳房上縁のラインよりも腋窩側は，浅筋膜では
なく，深筋膜すなわち広背筋の筋膜上で剝離操作
を行う．この部位は皮弁を乳房に回転させたあと
側胸部となる部分であり，厚みが薄い方が側胸部
の凸を予防できるためである．腋窩方向まで広背
筋表面の剝離を進めておく．

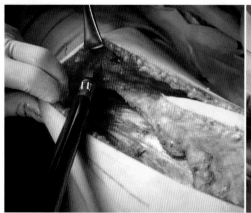
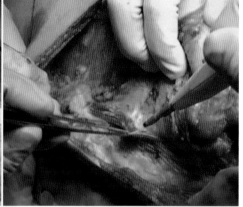
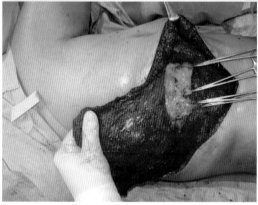

図 9.
腰部〜背部広背筋皮弁裏面〜皮弁挙上
  a：デバイスを用いた腰部脂肪の切離
  b：僧帽筋から剥離
  c：広背筋裏面の脂肪組織は挙上しない.

C．腰部〜背部広背筋皮弁裏面〜皮弁挙上（図9）

　腰部では浅筋膜の厚みが薄くなり，連続性が乏しくわかりにくくなることがある．シミュレーション手術で膜の深さの変化をしっかり読み込んでから手術に臨むことで，一定の層での剥離操作が行いやすくなる．術者は電気メスを持つ手と対側の手を皮膚に添え，厚みを感じつつ剥離操作を行うことで安定した剥離ができる．助手は剥離面が平らになるように，フックや筋鈎を用いて皮膚を牽引する．

　皮弁の表面が全て剥離を終了したのち，皮弁の裏面剥離を行う．広背筋前縁を露出させる際，乳房A領域を補う脂肪組織を含んだデザインを行っている場合は，中腋窩線の外腹斜筋上・前鋸筋上の脂肪組織を付着させてから広背筋前縁に至る．筋体裏面に沿って剥離操作を行うが，腰部においては筋体が消失し腰部脂肪のみとなる．この移行部は薄い場合もあるので慎重に丁寧に剥離を行う．腰部脂肪は腰動脈よりも頭側までの採取とする．筆者は腰部脂肪の切離にENSEAL™ X1（ETHI-CON Johnson & Johnson, USA）を用いて確実な

止血操作を行っている（図9-a）．腰部脂肪の切離後は，頭側に向かって広背筋裏面の剥離操作を行う．下床から立ち上がる穿通枝もENSEAL™ X1で止血する．背部正中はデザインに従い棘突起周囲に脂肪を残し広背筋を挙上していく．僧帽筋下端の起始部にデザインが重なる際は，脂肪弁と広背筋の間に挟まれている僧帽筋を剥離し外して，皮弁を挙上する（図9-b）．広背筋裏面を頭側に剥離していくと，裏面に脂肪組織が付着している．この脂肪組織は下床に残すように広背筋と脂肪組織の間を剥離する（図9-c）．レイヤーを間違え脂肪組織下を剥離すると，肩甲骨に達してしまうので注意する．広背筋前縁・後縁を腋窩方向に剥離する際は，筋体の辺縁に沿って電気メスで剥離してく．筋体をめくりつつ，裏面を剥離すると，腋窩方向まで十分に裏面の剥離が可能である．胸背動脈は広背筋前縁から約1/3の位置に走行するのでpedicle周囲を注意しつつ剥離する．

D．腋窩皮下トンネルの作成（図10）

　背部および乳房側から，皮弁を乳房側に移動させるためのスペース，すなわち腋窩皮下トンネル

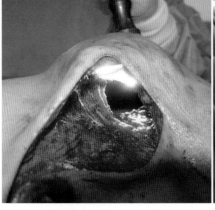
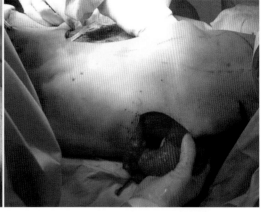

図 10.
腋窩皮下トンネルの
作成
  a：腋窩皮下トン
     ネルの剝離
  b：皮弁を背部か
     ら乳房へ移動

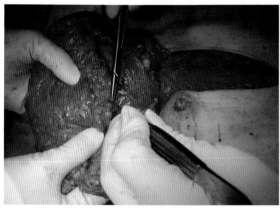
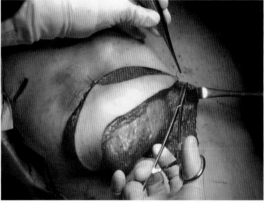

a．腰部脂肪弁の折り込み　　　　　　　　b．皮弁の固定

図 11. 乳房再建．皮弁の固定

を作成する．胸背動静脈前鋸筋枝を傷つけないよ
う，浅筋膜より深部の脂肪組織の中を剝離してト
ンネルを作成することがコツである（図10-a）．剝
離位置は，腋窩から尾側にかけて約10 cm の範囲
であり，なるべく高い位置から皮弁を乳房に入れ
込むようなトンネルを作成する．筆者は広背筋の
停止部や胸背神経は切離していない．胸背動静脈
前鋸筋枝も連続を保ったままの状態である．皮弁
を乳房側に移動させ，皮島が乳房デザインの長軸
（図1，A 点-B 点）に余裕をもって届くことを確認
する．さらに，pedicle 周囲の筋肉がフラットにな
るまで周囲組織を剝離することで，腋窩が凸にな
ることを予防できる（図10-b）．

　背部は浸出液貯留予防として，背部全面にキル
ティングスーチャーをかける．この時，上肢を若
杉氏手台から降ろし，体幹に沿わせることで，背
部の皮膚のよれを予防できる．ドレーンを中腋窩
線と背部正中に留置し，浅筋膜を合わせ，真皮縫

合・表皮縫合を行う．

8．ELD flap 体積実測値の測定と予測値の比
較，相関性

　乳房創部をフィルムで保護し，体を仰臥位に戻
す．両手を90°に外転させ，頚から臍下まで露出
させてドレープをかける．ELD flap の体積をアル
キメデス法で測定する（図6）．有茎皮弁の体積の
測定方法はバネばかりを使用する方法，アルキメ
デス法で測定する方法が報告されているが，筆者
は後者で行っている．バットに温かい生理食塩水
を満たし，乳房上縁に相当する部分まで水中に漬
け，あふれた水の量を膿盆で集め，重量を測り体
積実測値とする．筆者の研究では ELD flap 体積
実測値と予測値は相関関係が認められた[9]．

9．乳房再建．皮弁の固定（図11）

　皮弁 pedicle 周囲の広背筋を胸壁に固定し，逆
戻り防止をする．Nipple sparing mastectomy で
は，皮島を脱上皮したのち，皮島周囲の浅筋膜を

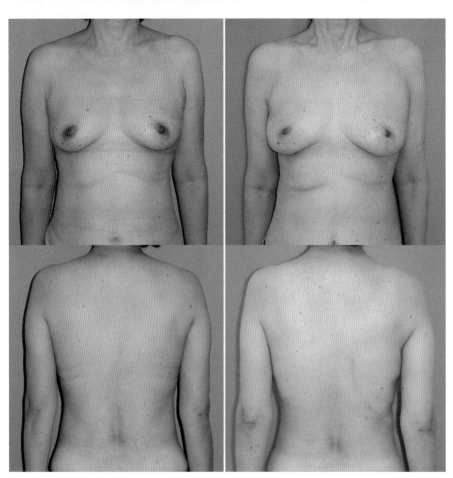

 のテキスト（図の右側）:

図 12.
症例
一次一期 nipple sparing
mastectomy＋センチネル
リンパ節生検＋拡大広背筋
皮弁
　a：術前（右乳がん）
　b：術後 4 年

a｜b

タックすることで皮島と周囲脂肪の段差をなだら
かにする．助手は両手で丸みを作り，その手の中
に皮弁を置き，皮弁先端を織り込み固定すること
で乳房の projection をつくる（図 11-a）．皮島を乳
房の長軸に合わせて胸壁に固定する（図 11-b）．
ELD flap は術後，腫脹が落ち着くと重力に引か
れ，自然な形態を呈する一方で上方のボリューム
が乏しくなることがある．よって，手術時に上方
にしっかりボリュームが入るように固定をしてお
くことがコツである．皮弁の浅筋膜を，乳腺切除
断端の大胸筋筋膜に 3-0 吸収糸で固定する．上方
のボリュームをさらに得たい場合には，皮弁上方
の脂肪をタッキングするとよい．ドレーンを皮弁
下縁に留置し，閉創する．

美しい乳房再建を行うために
―体積予測と具体化した手術計画―

　LD flap や ELD flap の体積予測を報告した論文
はごくわずかである．回帰式を用いた報告では，
皮島のサイズ[4)7)]や BMI を使って[10)]予測体積を求
めていた．CT を使用した報告では，CT 濃度の差
異を用いて脂肪組織や筋肉を認識し，計算する方
法であった[5)]．皮弁のデザインに従って体積を求
めた報告はなく，より正確な体積を求めるために
は筆者の方法は有用と考えられる．

　乳房の体積については volume-rendering で測
定する方法は報告されており，摘出検体の実測値
と相関関係があると論じられている[11)]．3 次元 CT
を用いた乳房体積の算出は，乳房再建手術の計画
において臨床的に大きな利益をもたらすほど正確
であるとも述べられている[11)]．

　本法を用いた乳房再建を図 12 に示す．術後 4 年

の再建乳房および背部皮弁採取部の形態は良好である(図 12).

最後に

　以上のことより，自家組織再建において術前計画を立てるためには，摘出する乳腺の体積と，挙上する皮弁の体積を算出した具体的な計画を立てることで過不足なく再建できる．筆者の方法は，X 線造影糸をデザインに貼付して CT 撮影することで，デザインに忠実な皮弁体積の予測を可能にした．本法は自家組織乳房再建の術前計画に有用と考える．

参考文献

1) Johns, N., et al.：Autologous breast reconstruction using the immediately lipofilled extended latissimus dorsi flap. J Plast Reconstr Aesthet Surg. **71**：201-208, 2018.
2) Hokin, J. A.：Mastectomy reconstruction without a prosthetic implant. Plast Reconstr Surg. **72**：810-818, 1983.
　Summary　ELD flap の初めての報告．皮島の面積を含む回帰式により体積を予測した．
3) Cha, H. G., et al.：Shaping an anatomical breast using extended latissimus dorsi flap and lipofilling in immediate breast reconstruction. Ann Plast Surg. **85**：476-480, 2020.
4) Hokin, J. A., Silfverskiold, K. L.：Breast reconstruction without an implant：results and complications using an extended latissimus dorsi flap. Plast Reconstr Surg. **79**：58-66, 1987.
5) Kim, J. H., et al.：Identifying preoperative factors associated with the volume discrepancy in patients undergoing breast reconstruction with the extended latissimus dorsi musculocutaneous flap coverage. Aesthetic Plast Surg. **43**：1490-1496, 2019.
　Summary　CT を用いて体積を予測した．予測値と挙上した皮弁体積の不一致因子について報告した．
6) Manie, T., et al.：Preoperative estimation of cosmetic outcomes after immediate breast reconstruction with extended latissimus dorsi flap：A simple prediction model. JPRAS Open. **15**：10-17, 2018.
7) Fujiwara, T., et al.：Preoperative estimation of pedicled latissimus dorsi flap weight for breast reconstruction. J Plast Reconstr Aesthet Surg. **67**：579-581, 2014.
　Summary　BMI と皮島の面積を含む回帰式により広背筋皮弁の体積を予測した．
8) Branford, O. A., et al.：Subfascial harvest of the extended latissimus dorsi myocutaneous flap in breast reconstruction：a comparative analysis of two techniques. Plast Reconstr Surg. **132**：737-748, 2013.
9) Komiya, T., et al.：Volume prediction of extended latissimus dorsi musculocutaneous flap for breast reconstruction using a computed tomography volume-rendering technique with an X-ray contrast thread marking. Aesthetic Plast Surg. **47**(4)：1335-1342, 2023.
　Summary　本法による ELD flap の予測値と，挙上した皮弁体積の値に相関関係があることを示した．
10) Kubo, T., et al.：Simple volume estimation of the latissimus dorsi musculocutaneous flap in Asian breast reconstruction. J Plast Surg Hand Surg. **48**：148-151, 2014.
　Summary　体重を含む回帰式により体積を予測した．
11) Fujii, T., et al.：Accurate assessment of breast volume by computed tomography using three-dimensional imaging device. Am Surg. **78**：933-935, 2012.
　Summary　乳腺の予測値と摘出した乳腺体積に相関関係があることを示した．

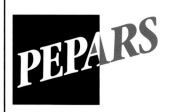

◆特集／皮弁・筋皮弁による乳房再建：適応と手術のコツ

殿部穿通枝皮弁(S-GAP flap・I-GAP flap)による乳房再建：適応と画像診断，手術のコツ

武藤真由[*1]　角田祐衣[*2]　佐武利彦[*3]

Key Words：乳房再建術(breast reconstruction)，上殿動脈穿通枝皮弁(superior gluteal artery perforator flap；S-GAP flap)，下殿動脈穿通枝皮弁(inferior gluteal artery perforator flap；I-GAP flap)

Abstract　殿部穿通枝皮弁は，皮弁に厚みがあり，腹部の脂肪と比較すると線維質で硬い特徴を持つ．皮膚の色調は乳房皮膚と比較するとやや褐色で，カラーマッチが悪いため，皮膚を大きく張り替える必要がある再建には向かない．また血管柄は短く，採取できる皮弁サイズも腹部と比較して小さいため，皮弁設置の自由度は低い皮弁である．手術手技も煩雑で難易度の高い皮弁ではあるが，脂肪が厚く，線維質で硬いため，プロジェクションを出しやすく，張りがあり，前方に突出したプロジェクションのある乳房形態の再建に非常に適している．また腹部皮弁が使用しにくい患者にも適応できる皮弁である．

はじめに

　殿部は，上方からは上殿動脈からの穿通枝皮弁である上殿動脈穿通枝皮弁[1](superior gluteal artery perforator flap；S-GAP flap)，下方からは下殿動脈からの穿通枝皮弁である下殿動脈穿通枝皮弁[2](inferior gluteal artery perforator flap；I-GAP flap)の2通りの穿通枝皮弁が挙上できる．殿部の脂肪は厚みがあり，線維質で硬い性質であることが多い．また皮膚の色調は乳房皮膚と比較するとやや褐色で，カラーマッチが悪いため，皮下乳腺全切除術後の1次1期再建ではそのまま用

いることができるが，皮膚欠損が大きい場合や，乳房全切除後の2次再建の場合は，エキスパンダーを挿入し，乳房皮膚を拡張する必要がある．皮弁挙上の際は，大殿筋，梨状筋などの殿筋群の間を剝離する．殿筋部は非常に厚く，また血管柄を少しでも長くとるために，硬い仙骨筋膜を切開し，その更に深層で血管を切離する必要がある．血管柄は短く，血管口径は，動脈は小さく，静脈は太いという特徴を持つため，血管吻合は難しい皮弁と言える．また採取できる皮弁は小さく，血管柄が短いことから皮弁セッティングの自由度は低いため，左右どちらから皮弁を採取(または両側から採取)し，どの穿通枝を選択するか，また左右どちらの乳癌または乳癌術後で，移植床血管を何にするかを，術前にしっかりシミュレーションすることが重要である．本稿では殿部穿通枝皮弁の特徴から乳房再建術における適応，血管解剖から術前の画像診断，手術手技について詳細を述べる．

*1 Mayu MUTO，〒231-0015　横浜市中区尾上町3-28横浜国際ビル9階　Lala ブレスト・リコンストラクション・クリニック横浜，院長
*2 Yui TSUNODA，〒232-0024　横浜市南区浦舟町4-57　横浜市立大学附属市民総合医療センター形成外科，助教
*3 Toshihiko SATAKE，〒930-0194　富山市杉谷2630　富山大学学術研究部医学系形成再建外科・美容外科，教授

上殿動脈穿通枝皮弁と下殿動脈穿通枝皮弁

1．皮弁の特徴と手術適応

　殿部の脂肪は，体重を支える役割もあることから，皮下脂肪は厚く，線維性の隔壁を持ち，腹部の脂肪と比較すると線維質で硬い特徴を持つ．また皮膚の色調は乳房皮膚と比較するとやや褐色で，カラーマッチが悪いため，皮膚を大きく張り替える必要がある再建には向かない．S-GAP flapは，通常は重量 200〜350 g までの皮弁採取が，I-GAP flap は，通常は重量 200〜250 g までの皮弁採取が可能である[3]．I-GAP flap は，片側で採取すると，下殿溝の形態の左右差が非常に目立ちやすいため，両側で採取することを基本とし[4]，乳房の切除検体の重量が 250〜300 g の場合はS-GAP flap を，400 g 以上の場合は I-GAP flap を選択し，350〜400 g の場合は殿部の大きさと比較してどちらかを選択している[5]．S-GAP flap も，I-GAP flap も採取しすぎると殿部の変形をきたすため，過不足なく採取することが重要である[4]．

　また採取できる血管柄は，S-GAP flap で平均 4.76 cm，I-GAP flap で平均 4.46 cm と短く，血管口径は，S-GAP flap で動脈外径 1.34±0.44 mm，静脈外径 2.1±0.80 mm，I-GAP flap で動脈外径 1.32±0.46 mm，静脈外径 2.05±0.70 mm と，動脈は小さく，静脈は太いという特徴を持つ[6]．

　皮弁および皮島も大きく，血管柄が長い特徴を持つ下腹部穿通枝皮弁（deep inferior epigastric artery perforator flap；DIEP flap）は，皮弁設置の自由度が高く，穿通枝からの血流が良好な領域の範囲内で，自由に皮弁を使用して乳房形態を形成できるが，GAP-flap は血管柄が短いため，吻合した血管にテンションがかからないよう皮弁をセッティングするしかできず，また皮弁および皮島も小さいため，自由に乳房形態を形成できる皮弁ではない．そのため，左右どちらの乳がんで，切開線の位置をどこにするか，移植床血管はどの血管にするかなどを事前に把握し，術前の画像診断で優位な穿通枝の位置を確認した上で，左右ど

ちらの皮弁から採取するか，どのように皮弁をセッティングするか，を事前にしっかりとシミュレーションして計画を立てる必要がある．

　手術手技も煩雑で難易度の高い皮弁ではあるが，脂肪が厚く，線維質で硬いため，DIEP flap と比較してプロジェクションを出しやすく，張りがあり，前方に突出したプロジェクションのある乳房形態の再建に非常に適している．また，挙児希望があり腹部皮弁が使用しにくい場合，痩せており腹部の脂肪が少なく十分な組織量が確保できない場合，両側異時乳がんで，以前に片側を DIEP flap により再建後で自家組織を希望する場合で，大腿の皮弁では組織量が不足する際に，よい適応となる．大腿は患者により重量 100〜350 g までの皮弁採取が可能であるが，殿部と比較して採取可能なボリュームは少ない．また大腿の脂肪は厚みが薄く，柔らかい性質を持つため，乳房サイズが大きい患者やプロジェクションのある乳房形態の再建には向いていない．

　前述した通り GAP-flap の皮島の色調は乳房皮膚と比較してやや褐色調であるため，皮膚欠損が大きい場合や，乳房全切除後の 2 次再建の場合は，エキスパンダーを挿入し，乳房皮膚を拡張してから，後に皮弁へ入れ替える必要がある．また皮弁の厚みはあるものの，サイズは腹部皮弁と比較して小さいため，上胸部の凹みがあるような症例では，鎖骨下まで皮弁を届かせることは難しい．また，血管柄も短いため，血管吻合部から離れた領域に皮弁が十分に充填できない場合もある．このような場合は，後に脂肪注入での修正を検討する必要がある．

2．血管解剖と術前の画像診断

　S-GAP flap の栄養血管である上殿動脈は，骨盤腔内で内腸骨動脈の後枝から起こり，梨状筋の上縁（中殿筋の下縁）を経て浅枝と深枝に分かれる．浅枝は大殿筋の上半分を栄養した後に，後上腸骨棘と大転子部を結ぶ線の内側 2/3 に隣接して穿通枝を派生している．深枝は中殿筋と小殿筋の間を走行する．I-GAP flap の栄養血管である下殿動脈は骨盤腔内で内腸骨動脈の前枝から起こり，

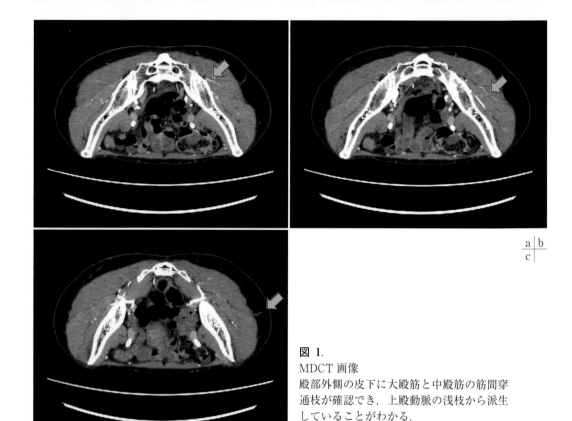

a	b
c

図 1.
MDCT 画像
殿部外側の皮下に大殿筋と中殿筋の筋間穿
通枝が確認でき，上殿動脈の浅枝から派生
していることがわかる．

梨状筋の下縁を経て大殿筋の下半分を栄養する．

　穿通枝やその血管走行は，術前の MDCT で確認が可能である．図1は後述する症例1の MDCT であるが，殿部外側の皮下に大殿筋と中殿筋の筋間穿通枝が確認でき，上殿動脈の浅枝から派生していることがわかる．MDCT を参考に，超音波ドップラ血流計を用いて，上殿動脈または下殿動脈の穿通枝の位置をマーキングするのがよい．

　Anthi Georgantopoulou[7]らは皮下の穿通枝は S-GAP で平均 7.2 本，I-GAP で平均 6.73 本であり，優位な穿通枝は S-GAP では皮弁の内側 1/3，中央 1/3 に位置しており，I-GAP では中央 1/3，外側 1/3 に位置することが多いと報告している．

　我々の経験では，通常 S-GAP の皮下穿通枝は 3～4 本程度，I-GAP の皮下穿通枝は 2～4 本程度である．2020 年 3 月から 2022 年 11 月まで富山大学附属病院で S-GAP flap で乳房再建を行った 21 症例 22 皮弁を，選択した穿通枝の位置，上殿動脈の走行パターンをカルテで後ろ向きに調査した．選択した穿通枝の位置は，皮弁の内側 1/3 が

19%，中央 1/3 が 67%，外側 1/3 が 14% であり，上殿動脈の走行パターンは，浅枝からの大殿筋の筋肉内穿通枝が 95%，深枝からの中殿筋の筋肉内穿通枝が 5% であった．血管柄が短い皮弁であるため，内側または外側よりの穿通枝の方が血管吻合，皮弁設置はしやすいが，口径の太い，しっかりとした穿通枝を選択することが重要と考えている．

3．手　術

A．デザイン

　術前に MDCT にて太い穿通枝を確認しておく．MDCT を参考に，腹臥位で，超音波ドップラ血流計を用いて上殿動脈または下殿動脈の穿通枝の位置を確認してマーキングする．デザインは立位で行い，S-GAP flap は，通常皮島は，幅 5 cm 前後，長さ 20～25 cm 程度までの大きさで，皮弁の内側縁を殿裂上縁付近の仙骨外側とし，外側上方の上前腸骨棘の後方に向かう紡錘形のデザインとする[3]．さらに脂肪弁を頭側に 3～4 cm，尾側に 4～5 cm 程度とする．以前は皮島の幅を 5～7 cm 程度としていたが，下殿溝が頭側偏位することを経験

したため，ドナー部の変形予防のために，現在では幅は5cm程度にとどめるようにしている．皮島の幅を取りすぎてしまうと，殿部の形態の左右差が目立ってしまうので注意が必要である．I-GAP flap は，通常幅5cm前後，長さ20～25cm程度までの大きさで，更に脂肪弁を頭側に3～4cm，尾側に2～3cm程度としている．皮島の下縁は上殿溝に一致させた水平の紡錘形とし，皮島の内側縁は殿裂に近くで肛門のやや外側，外側縁は体幹の側正中線としている[3]．S-GAP flap も，I-GAP flap も採取しすぎると殿部の変形をきたすため，患者の乳房の高さや横径，プロジェクションの計測値を参考に，過不足なく採取することが重要である．

B．手術手技：皮弁挙上～移植床血管の選択～乳房マウンド作成

手術は2回の体位変換を要する．最初は仰臥位で，1次再建の場合は乳腺切除，2次再建の場合はエキスパンダー抜去や皮下剥離など，皮弁を挿入するポケットを形成する．また移植床血管の準備を行う．あらかじめこれらの準備をしておくことで，皮弁の阻血時間を短縮することができる．皮弁挙上の際は，腹臥位とし，切除検体がある場合は，デザインとサイズが大きくずれていないか確認し，再デザインを行う．皮膚切開後は皮下剥離し，脂肪弁を作成する．穿通枝から離れた部位は，殿筋上に少し脂肪を温存するようにして皮弁を挙上すると，採取部の陥凹を軽減することが可能である．穿通枝周囲は大殿筋の深筋膜下で剥離をし，穿通枝を同定する．15番メスで，大殿筋の筋線維に沿って行うと穿通枝が同定しやすい．皮弁が厚く，硬いため反転しづらく，また殿筋部は非常に厚く，穿通枝は深層へ垂直方向に走行するため，血管剥離の際は，筋線維間を大きく切開して，展開を少しでもよくすることが安全に剥離するコツである．大殿筋，梨状筋などの殿筋群の間を深層へ向かって剥離し，血管柄を少しでも長くとるために，硬い仙骨筋膜を切開し，その更に深層で血管を切離する．血管吻合を少しでも行いやすくする，また皮弁の設置ために，4～6cmほど血管

柄を確保することが望ましい．皮弁採取後は，漿液腫予防のために2-0ブレイド吸収糸で細かく，15か所程度アンカリングを行い，15 Fr. の持続陰圧ドレーンを皮下に挿入し，2-0ブレイド吸収糸で皮下縫合，4-0モノフィラメント吸収糸で真皮縫合を行い閉創する．

仰臥位に戻してから血管吻合を行うが，皮弁のセッティングはS-GAPの場合は上下180°回転させて設置，I-GAPの場合は2つの皮弁を縦置きにすることが多い．移植床血管は内胸動静脈や，外側胸動静脈，胸背動静脈などを選択するが，血管柄が短いため，S-GAPの場合は，胸背動静脈に吻合すると皮弁が外側よりのセッティングとなり，内側に届かず整容性を損なう可能性があるので[8]，内胸動静脈，または外側胸動静脈を選択することが望ましい[6]．I-GAPの場合は，皮弁を2つ使用し，内側の皮弁は内胸動静脈へ吻合する，また外側に設置する皮弁は外側よりのセッティングで問題ないため，胸背動静脈に吻合しても再建乳房の整容性が損なうことはない[4]．

S-GAPの移植床血管については，2次再建の場合は，原則，内胸動静脈に吻合している．外側の血管は，乳がん手術の影響で，瘢痕により血管の剥離が困難な場合があるためである．1次再建の場合は，nipple sparing mastectomy（NSM）では外側切開で乳がん手術から乳房再建を行い，外側胸動静脈，胸背動静脈を選択し，また skin sparing mastectomy（SSM）では乳頭乳輪切除部から横に切開を延長し，内胸動静脈を第1選択としている[6]．外側切開から乳房下溝線へ切開を延長して内胸動静脈に吻合することもあるが，D領域の血流が悪くなる可能性があるので，特に1次再建の場合は胸部皮弁の厚みがどのくらい温存できるかなど，事前に乳腺外科と打ち合わせすることが大切である．

血管吻合の際は，血管柄が短いため，皮弁を一部反転して折りたたみ，皮弁の血管を移植床血管に近づけて吻合する．皮弁の厚みがあるため，吻合のポジションが取りづらく，皮弁を乗り越えて，深層で血管吻合を行う感覚となり，慣れが必

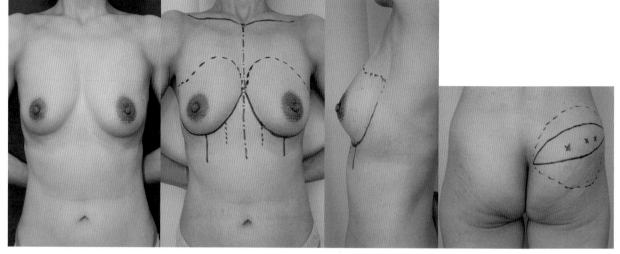

図 2. 症例 1：49 歳，左乳癌．術前の胸部正面・術前デザイン

BMI 19 の痩せ型で腹部に脂肪はなく，プロジェクションがあり下垂のない乳房形
態であったため，NSM，SNB，S-GAP で 1 次 1 期再建を予定した．内胸動静脈に
吻合する方針とし，乳房外側から下溝線へ延長するデザインとした．

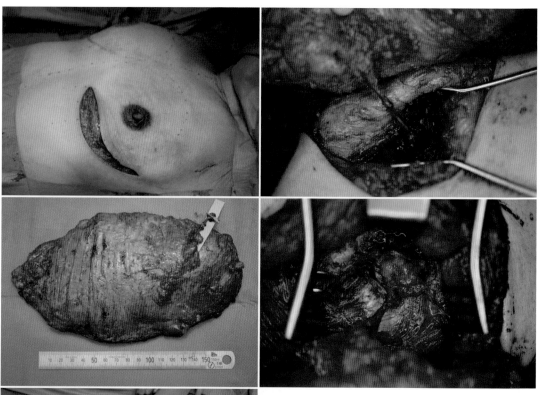

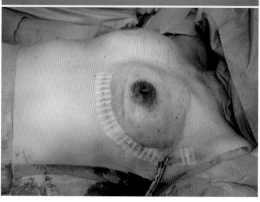

a	b
c	d
e	

図 3.

症例 1：術中

  a：乳腺切除後　乳腺の検体は 244 g であった．

  b：穿通枝は皮弁外側 1/3 の，大殿筋と中殿筋の筋間穿通枝
    を選択し，深層まで血管を剝離した．

  c：皮弁切除量は 254 g であった．

  d：内胸動脈および内胸静脈の中枢と末梢に血管吻合した．
    少量の脂肪を置いて吻合部の折れ曲がりを予防している．

  e：皮膚は脱上皮して，採取時と 180° 回転して皮弁を横置き
    に設置して閉創した．

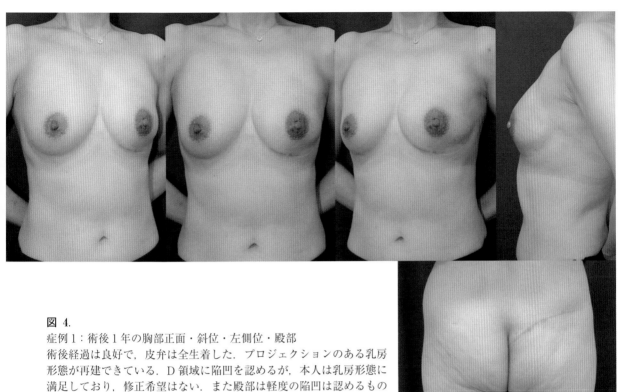

図 4.
症例1：術後1年の胸部正面・斜位・左側位・殿部
術後経過は良好で，皮弁は全生着した．プロジェクションのある乳房
形態が再建できている．D領域に陥凹を認めるが，本人は乳房形態に
満足しており，修正希望はない．また殿部は軽度の陥凹は認めるもの
の，下殿溝の頭側偏位はなく，左右差は目立たない．

要である．またGAPの血管口径は，動脈は小さ
く，静脈は太いという特徴を持つため，血管吻合
は難しい皮弁と言える．
　乳房マウンドは，前述した通り，血管柄が短く，
皮弁サイズも大きくはないため，皮弁のセッティ
ングの自由度は少なく，吻合血管にテンションが
かからない範囲内で皮弁を設置する必要がある．
そのため，上胸部や吻合部から遠い領域は皮弁が
届かないことがあり，部分的に陥凹する可能性が
あるため，事前に患者には説明し，気になる場合
は後に脂肪注入で修正をすることを検討する．15
Fr. の持続陰圧ドレーンを皮下および皮弁下に1
本ずつ挿入し，4-0モノフィラメント吸収糸で真
皮縫合を行い閉創する．

症　例

症例1：49歳，左乳癌
　BMI 19の痩せ型で腹部に脂肪はなく，プロ
ジェクションがあり下垂のない乳房形態であった
ため，NSM，センチネルリンパ節生検(SNB)，S-

GAPで1次1期再建を予定した．胸部皮弁が比較
的厚く残せる予定であったため，外側切開から乳
房下溝線へ延長する切開とし，内胸動静脈へ吻合
する方針とした．皮弁は5×20 cm，脂肪弁は頭側
4 cm，尾側5 cmのデザインとした(図2)．
　乳腺の切除検体は244 gであった．穿通枝は皮
弁外側1/3の，大殿筋と中殿筋の筋間穿通枝を選
択した．皮弁は180°回転してセッティングし，血
管吻合は内胸動脈および，内胸静脈の中枢と末梢
に吻合した．S-GAPの動脈と内胸動脈の口径差を
認めた．皮弁切除量は254 gで，脱上皮した250 g
の皮弁を最終的に移植した．BD領域に厚みが出
るよう，できる限り皮弁の重心が尾側へなるよう
大胸筋へ固定し，閉創した(図3)．
　術後経過は良好で，皮弁は全生着した．プロ
ジェクションのある乳房形態が再建できている．
D領域に陥凹を認めるが，本人は乳房形態に満足
しており，修正希望はない．また殿部は軽度の陥
凹は認めるものの，下殿溝の頭側偏位はなく，左
右差は目立たない(図4)．

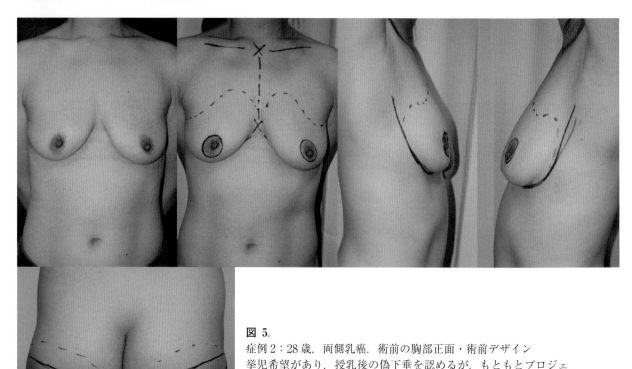

図 5.
症例 2：28 歳，両側乳癌．術前の胸部正面・術前デザイン
挙児希望があり，授乳後の偽下垂を認めるが，もともとプロジェ
クションのあるサイズの比較的大きい乳房形態であったため，両
側 SSM，SNB，両側 I-GAP で 1 次 1 期再建を予定した．

症例 2：28 歳，両側乳癌

　挙児希望があり，授乳後の偽下垂を認めるが，もともとプロジェクションのあるサイズの比較的大きい乳房形態であったため，両側 SSM，SNB，両側 I-GAP で 1 次 1 期再建を予定した．皮弁は 5×16 cm，脂肪弁は頭側 4 cm，尾側 2 cm のデザインとした（図 5）．

　乳腺の切除検体は右 318 g，左 332 g であった．穿通枝は両側ともに，皮弁中央 1/3 の大殿筋の筋肉内穿通枝を選択した．皮弁は 180°回転して右側には右 I-GAP 皮弁を，左側には左 I-GAP 皮弁をセッティングし，血管吻合は，右側は比較的口径が大きい外側胸動静脈が温存されてきたため，外側胸動静脈へ，左側は下溝線へ切開を延長して内胸動静脈へ吻合した．皮弁切除量は右 342 g，左 272 g で，右 302 g，左 256 g の皮弁を最終的に移植した（図 6）．

　術後経過は良好で，皮弁は全生着した．皮弁サイズが小さいため，上胸部まで皮弁を充填できておらず，上胸部に凹みを認めるが，本人は乳房形態に満足しており，修正希望はない．ドナー部は，変形は認めるものの，左右差は目立たない（図 7）．

おわりに

　手術手技も煩雑で難易度の高い皮弁ではあるが，脂肪が厚く，線維質で硬いため，張りがあり，前方に突出したプロジェクションのある乳房形態の再建に非常に適している．また，腹部皮弁が使用できない，または使用しにくい場合や，大腿の皮弁では組織量が不足する際に，有用な皮弁と考える．

参考文献

1) Allen, R. J., et al.：Superior gluteal artery perforator free flap for breast reconstruction. Plast Reconstr Surg. **95**：1207-1212, 1995.
2) Allen, R. J., et al.：The in-the-crease inferior gluteal artery perforator flap for breast reconstruction. Plast Reconstr Surg. **118**：333-339, 2006.
3) 黒田真由ほか：【乳房再建術 update】殿部の遊離

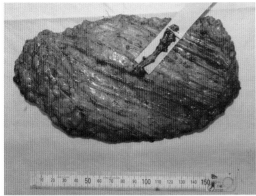
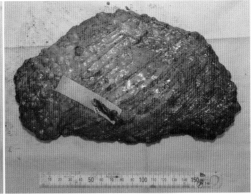
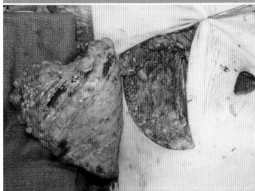
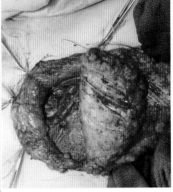
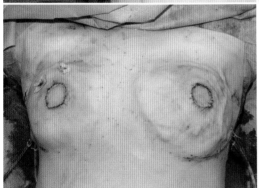

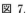

図 6.
症例 2：術中の写真
 a，b：穿通枝は両側ともに，皮弁中央 1/3 の大殿筋の筋肉内穿通枝を選択した.
 c，d：皮弁は 180° 回転して右側には右 I-GAP 皮弁を，左側には左 I-GAP 皮弁をセッティングし，血管吻合は，右側は外側胸動静脈へ，左側は下溝線へ切開を延長して内胸動静脈へ吻合した.
 e：右 302 g，左 256 g の皮弁を最終的に移植し，閉創した.

a | b

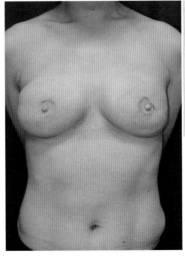
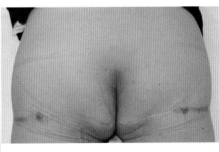

図 7.
症例 2：術後 5 年の胸部正面(a)，術後 3 年半のドナー部の腹臥位(b)
術後経過は良好で，皮弁は全生着した.乳頭再建後の写真で，皮弁サイズが小さいため，上胸部まで皮弁を充填できておらず，上胸部に凹みを認めるが，本人は乳房形態に満足しており，修正希望はない.今後 tat-too を予定している.殿部は変形は認めるものの，左右差は目立たない.

穿通枝皮弁(GAP flap)による乳房再建術. PEP-ARS. **84**：81-91, 2013.

4) Satake, T., et al.：Unilateral breast reconstruction using bilateral inferior gluteal artery perforator flaps. Plast Reconstr Surg Glob Open. **3**：e314, 2015.

5) 志田真由香ほか：大腿部・殿部・腰部をドナー部とする組織移植による乳房再建術. 手術. **71**(3)：243-251, 2017.

6) Muto, M., et al.：Lateral thoracic vessel as a recipient vessel in immediate breast reconstruction after nipple/skin-sparing mastectomy：experience with 270 flaps. Plast Reconstr Surg. **151**：1157-1167, 2023.

7) Georgantopoulou, A., et al.：The microvascular anatomy of superior and inferior gluteal artery perforator flaps：a fresh cadaveric study and clinical implications. Aesthetic Plast Surg. **38**：1156-1163, 2014.

8) Feng, L. J.：Recipient vessels in free-flap breast reconstruction：a study of the internal mammary and thoracodorsal vessels. Plast Reconstr Surg. **99**：405-416, 1997.

PEPARS No.201：37-44, 2023

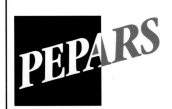

◆特集／皮弁・筋皮弁による乳房再建：適応と手術のコツ

腰動脈穿通枝皮弁（LAP flap）による乳房再建

上田　吉生*

Key Words：乳房再建（breast reconstruction），腰動脈（lumbar artery），穿通枝皮弁（perforator flap），magnetic resonance angiography；MRA，血管解剖（vascular anatomy）

Abstract　自家組織（皮弁・筋皮弁）による乳房再建手術には，様々な術式がある．その中でも大きなサイズの乳房再建には，腹直筋皮弁（VRAM，TRAM，DIEP など）が gold standard であると言っても過言ではない．しかし，何らかの理由で腹直筋皮弁を用いることができない場合，大腿深動脈穿通枝皮弁（profunda artery perforator flap），上／下殿動脈穿通枝皮弁（superior/inferior gluteal artery perforator flap）そして腰動脈穿通枝皮弁（LAP flap）などが第 2 選択肢に挙げられる．本稿では，LAP flap の適応を判断するのに必要な解剖学的特徴と本皮弁の長所と短所，さらに安全に皮弁挙上するためのコツについて述べる．

はじめに

　自家組織（皮弁・筋皮弁）による乳房再建手術には，様々な術式がある．それぞれの術式には長所と短所がありその選択に難渋することもある．どの皮弁を選択するかは，乳房の状態（乳房の大きさ，下垂の程度），治療内容（乳癌手術術式，放射線治療の有無），皮弁採取部の皮膚の状態（手術瘢痕や妊娠線の有無），患者の社会的背景（仕事内容，挙児希望の有無，経済状況）などを十分把握した上で総合的に判断しなければならない．

　一般的に大きなサイズの乳房再建には，腹直筋皮弁（VRAM，TRAM，DIEP など）を第 1 選択肢

にすることが多い．しかし，何らかの理由で腹直筋皮弁を用いることができない場合，大きなサイズの脂肪組織が挙上できる腰動脈穿通枝皮弁（free lumbar artery perforator flap；LAP flap）が第 2 選択肢の 1 つに挙げられる[1]．本稿では，LAP flap の適応を判断するのに必要な解剖学的特徴と本皮弁の長所と短所，さらに安全に皮弁挙上するためのコツについて述べる．

解　剖

　腰動脈は，後肋間動脈とほぼ同様の走行をする．第 1～第 4 腰椎レベルで腹部大動脈から左右4 本ずつ腰動脈が分岐する．その後，腰動脈は椎体と大腰筋の間を通り大腰筋の後方に回り（図 1-a），さらに腰方形筋の前方を外側方向に走行して（図 1-b），腹横筋と内腹斜筋に達する経路を走行し後腹壁を栄養する（図 1-d）．その途中，腰方形筋正中縁付近で皮枝を分枝する．この腰動脈皮枝

＊　Yoshio UEDA，〒630-0293　生駒市乙田町1248-1　近畿大学医学部奈良病院形成外科・美容外科，准教授

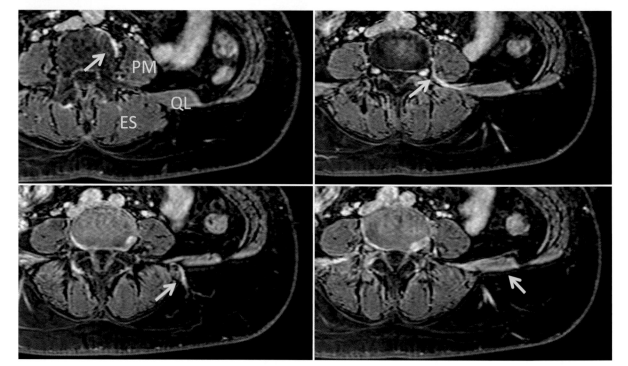

図 1. 腰動脈の走行

a：椎体と大腰筋の間を通り大腰筋の後方に回る.
b：腰方形筋の前方を外側方向に走行
c：腰方形筋と脊柱起立筋の間を筋間中隔枝として立ち上がる.
d：腹横筋と内腹斜筋に達する経路を走行

PM；Psoas major muscle（大腰筋），ES；Erector spinae muscle（脊柱起立筋）
QL；Quadratus lumborum muscle（腰方形筋）

は上位の椎体横突起と下位の横突起の間を立ち上がって胸腰筋膜を通って穿通枝となる．その途中で腰動脈皮枝はさらに正中側皮枝と外側皮枝に分枝する．正中側皮枝は脊柱起立筋内を通って胸腰筋膜に到達するのに対して，外側皮枝は正中側皮枝に比べて太い血管で腰方形筋と脊柱起立筋の間を筋間中隔枝として立ち上がり胸腰筋膜に到達して穿通枝となる（図1-c）.

知覚皮弁として挙上する際には，胸腰筋膜の腸骨稜直上から立ち上がってくる上殿皮神経（第1・2・3腰神経後枝）を皮弁に入れることが必要になる.

術前検査

我々は，術前にMRA検査を行いこの腰動脈筋間中隔穿通枝の位置を確認している．皮弁挙上に際して，腰動脈穿通枝の選択を行い確保できる血管茎の長さ，位置，走行を確認し，乳房再建に必要な軟部組織のボリュームなど皮弁作成のプランニングを行っている．術前に以上のような情報を確認しておくと皮弁挙上が確実にかつ容易にでき手術時間の短縮にもつながる．MRA検査は軟部組織の細部の解析に有用でかつ被曝がないという点でもメリットがあるが不可能な場合にはMDCT検査を行うこともある．術前MRA検査あるいはMDCT検査は本皮弁の挙上において必須である.

自験例では，片側4本の腰動脈のうち最低でも1本は必ず太い筋間中隔穿通枝が確認できた．そして左右の太い筋間中隔穿通枝を比較してできるだけストレートに立ち上がってくる穿通枝を選択するようにしている．穿通枝の位置は，脊柱起立筋の外側縁で腰椎棘突起から外側6〜8 cm，腸骨稜の頭側3〜35 mmであった．採取できる血管茎

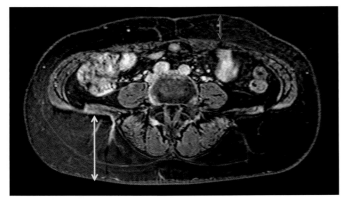

図 2. 腹部と腰部の皮下脂肪

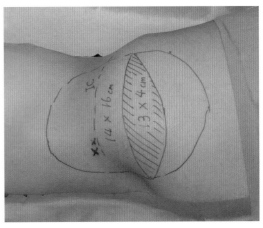

図 3. 皮弁デザイン

の長さは約 15〜40 mm, 動脈直径は 0.7〜1 mm, 静脈直径は 1〜1.5 mm であった. これは, 諸家の報告とほぼ一致している[2]〜[4].

我々は, 再建乳房に必要な軟部組織のボリュームを健側乳房の縦横の長さ・高さを計測して決定している. そして腰部皮下組織で乳房再建用ゲルインプラントの形態を作成するイメージで計測したサイズの軟部組織を皮弁として採取し, そのまま単純に胸部に移植して乳房再建を行う. 30〜69 歳までの乳癌患者各年代 10 人ずつランダムに抽出して臍レベルでの腰部と腹部の皮下脂肪の厚さについて MRA 検査で検討を行った. 結果は各年代, 全例において腰部の皮下脂肪は腹部よりも 1.5 倍以上の厚さがあった. 最大で約 3 倍の厚さがあり, 片側の皮弁で十分なボリュームが採取可能であることが確認された(図2).

皮弁挙上

まず仰臥位で移植床血管の準備から始まる. 我々は乳腺切除時の皮膚切開の部位によって移植床血管を外側胸動静脈にするか内胸動静脈にするかを決定している. どちらの血管を用いるとしても前述の通り腰動脈穿通枝血管茎は短く血管径 1 mm 前後のことが多いので, 移植床血管も血管径 1 mm 前後の末梢まで用いることができるように動静脈血管茎を剥離のみしておく. しかし, 移植床血管末梢まで剥離してもなお十分な移植床血管茎の長さが足りない場合には皮弁血管との間に動静脈の架橋移植を考慮しておく必要がある. この際, 我々は深下腹壁動静脈を用いることが多い[5]. その他に胸背動静脈系の血管を用いることもある[6][7]. これらの動静脈移植の併用で血管茎が延長され皮弁の自由度が増すと同時に吻合血管の口径差が著しい場合でもその解消に用いられるという利点がある. しかし血管吻合部位が増えため血栓形成のリスクが増すことも理解しておかなければならない. 同時に知覚皮弁再建をする場合には第 5 肋間神経の位置も確認しておく. 移植床血管神経の準備が終わったら創部を一旦閉創して, 腰動脈穿通枝皮弁挙上に移る.

皮弁挙上は側臥位で行っている. 術前 MRA 検査で選択した穿通枝の位置をドップラーで確認してマーキングしておく. そして穿通枝の位置を考慮して採取すべき軟部組織の範囲と厚さも確認して皮島の位置を決める. 皮島は, 基本的に穿通枝を含めて水平方向にデザインするのが一般的ではあるが, 必ずしも穿通枝の位置と皮島の位置が一致しないこともある. また, 皮島が必ずしも必要でない症例でも術野の展開を容易にするために幅 4 cm 以下の皮島を作成して皮弁挙上している. 皮島の方向は皺線に沿わせて下着に隠れるようになどの配慮も必要である(図3). しかし知覚皮弁として挙上する場合には上殿皮神経の走行に沿わせて外下方斜め方向の皮島のデザインをすると手術瘢痕が目立ってしまうことがある.

腰部の後腹壁は第 12 肋骨・第 1〜第 5 腰椎・腸

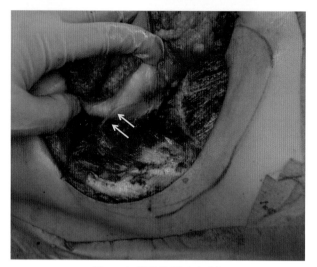

図 4. 知覚神経（黄色矢印）

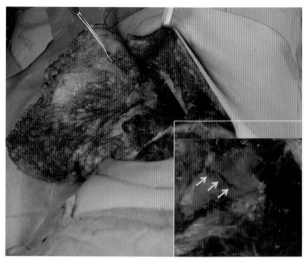

図 5. 腰方形筋側から見た腰動脈筋間中隔穿通枝（黄色矢印）

骨稜に起始停止をもつ複数の筋肉が幾層にも重なり合って構成されており，また硬くて厚い筋腱が強固に骨に付着しているのが特徴である．手術操作は，筋肉の走行を確認しながら進めて行くと解剖学的にもオリエンテーションがつけられて，結果的に副損傷も最小限に抑えられて皮弁挙上が比較的容易に行える．そして胸腰筋膜部皮下脂肪の特徴として脂肪細胞周囲の結合組織が豊富で比較的密に皮膚・筋膜に固定されているため可動性に乏しい．また浅筋膜の同定も困難なことが多い．

皮島デザインに沿って皮膚切開後，電気メスを用いて皮島周囲の皮下を剝離していく．この際，前述したように腰部筋膜上皮下脂肪で乳房再建用ゲルインプラントの形態を作成するイメージを持って，術前に評価した皮下脂肪の厚さと筋膜上に残す皮下脂肪の厚さを考慮して剝離を進めていく．そして徐々に深部方向に向かって剝離を進めて筋膜に達する．頭側では広背筋筋膜に到達したのちは筋膜上で尾側に向かって剝離を進め胸腰筋膜移行部で胸腰筋膜を切開して筋膜下に入ると腰方形筋に到達する．外側では，外腹斜筋・内腹斜筋の筋膜上で正中方向に剝離を進め胸腰筋膜・腹横筋腱膜切開をして腰方形筋に到達する．尾側は殿筋腱膜下に入り腸骨稜に向かって剝離を進め，さらに腸骨稜についている胸腰筋膜を切離して腰方形

筋に到達する．この際，知覚皮弁として挙上する場合には腸骨稜上で胸腰筋膜を切離する操作の時に上殿皮神経（第1・2・3腰神経後枝）を損傷しないように注意が必要である．正中側は胸腰筋膜を切開して脊柱起立筋に到達する．そしてそのまま脊柱起立筋の筋膜下で脊椎横突起が触知できる深さまで剝離する．知覚皮弁として挙上する際には，胸腰筋膜切開をしたのちは脊柱起立筋の筋体内から立ち上がってくる上殿皮神経（第1・2・3腰神経後枝）が確認できる．そして神経を損傷しないように脊柱起立筋の筋体を剝離していき上殿皮神経を可及的に長く採取して皮弁に入れるようにする（図4）．

LAP flap の血管茎を可及的に長く採取するために腰方形筋と脊柱起立筋の間を立ち上がってくる腰動脈筋間中隔枝を腰椎横突起レベルの深さにまで剝離展開していく必要がある（図5）．この手技を安全に行うために注意すべき3つのポイントがある．まず第1に筋間穿通枝は腰方形筋膜側からは容易に確認できるが脊柱起立筋側からは筋膜が厚いため筋間穿通枝を確認しにくい．第2に脊柱起立筋の筋膜は厚く硬い結合組織のためバイポーラなどで筋膜を焼灼切離していく際に細い穿通枝血管に熱が伝わらないように十分に注意を要する．第3として，血管茎を剝離展開していくに

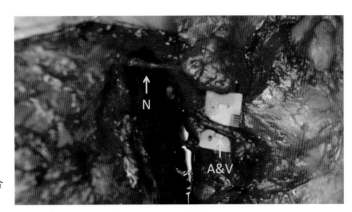

図 6.
血管吻合と神経縫合

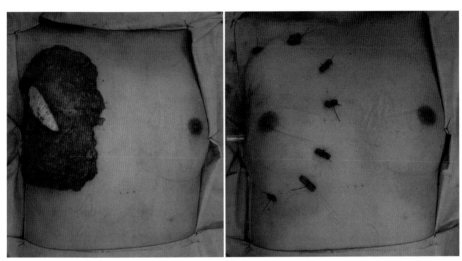

図 7. 皮弁をボルスター固定

つれて皮弁重量が直接細い穿通枝血管にかかる状態になり血管損傷を併発する可能性があるため血管茎への愛護的操作が求められる．実際に筆者らは皮弁重量で血管茎がちぎれてしまったが幸い血管吻合が可能で乳房再建が順調に行われた症例を経験している．

腰部皮下脂肪は腹部に比べて結合組織が多く柔軟性に乏しいため重度の下垂乳房を再現するのは困難である．しかし，採取された LAP flap の皮下脂肪組織を健側乳房の形態に似せてトリミングすることで軽度の下垂乳房の再建は可能である[8]．皮弁の加工後に血管吻合（神経縫合）を行う．移植床血管と皮弁血管の口径差が著しい場合や血管茎が短い場合には躊躇なく深下腹壁動静脈などを用いて架橋移植を行うことで上記の問題点を解消し

ている．血管吻合終了後（図6）に LAP flap を患側胸部皮下に埋め込み，左右対称になるようにボルスター固定を行う（図7）．

LAP flap 採取後の合併症として漿液腫が高頻度に発生する．これに対して筆者らは，皮弁採取創を完全には閉創せず約 5 cm の開放創を残して術後1週間だけ局所陰圧療法を行っている（図8）．これは術後早期の滲出液対策と創治癒促進を目的としている．術後1週間で局所陰圧療法は終了して完全に閉創する．その後約1か月間は漿液貯留が残存するが穿刺排液で自然治癒を待つことにしている．

症例を提示する（図9，10）．

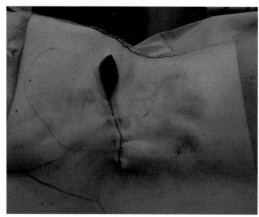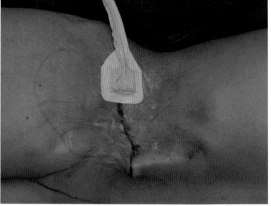

図 8. 皮弁採取部の漿液腫対策

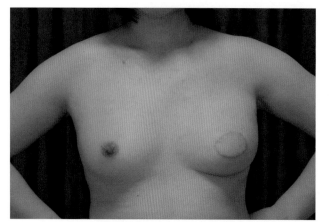

図 9. 腰動脈穿通枝皮弁による乳房再建術後 1 年

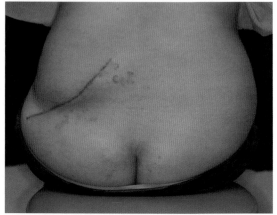

図 10. 腰動脈穿通枝皮弁採取部（術後 1 年）
左殿部の陥凹変形が目立つ.

考　察

　自家組織（皮弁・筋皮弁）による大きなサイズの乳房再建には，一般的に腹直筋皮弁（VRAM，TRAM，DIEP など）が第 1 選択肢とされることが多い．しかし，挙児希望，腹部手術瘢痕がある，腹部脂肪吸引の既往，腹壁皮下脂肪が少ない，など何らかの理由で腹直筋皮弁を用いることができない場合，大腿深動脈穿通枝皮弁（profunda artery perforator flap），上/下殿動脈穿通枝皮弁（superior/inferior gluteal artery perforator flap）そして LAP flap などが第 2 選択肢に挙げられる[9)10)]．

　LAP flap の長所としては，片側の LAP flap だけで乳房再建に必要な十分量の脂肪組織が採取できることである[11)]．DIEP と比較しても採取でき

る脂肪量，患者満足度，術後の修正手術頻度も大差がないという報告もある[12)13)]．また BRCA-陽性で両側乳房再建を希望する患者さんで腹壁に脂肪組織が少ない場合には LAP flap はよい適応である[14)]．知覚神経付き遊離皮弁による乳房再建についてはまだ不明な点も多く議論を要するという現状であるが，LAP flap も知覚神経付き遊離皮弁として挙上可能である[15)]．

　次に LAP flap の短所は，やはり解剖学的特徴にも挙げられているように血管茎が 2～3 cm と短く，動静脈の血管径が 1 mm 前後であるという点である．これらの問題点に対応するためには術前の MRA あるいは MDCT による腰動静脈の精査は必須であると考えている．その結果，必要な場合には動静脈の架橋移植を行い，血管茎を延長するということは有用な方法である．それと同時に

吻合すべき動脈あるいは静脈において口径差があるとしても架橋移植で対応可能である．その他に考えられる短所としては，LAP flap 挙上に際して体位変換が必要となり，手術時間の延長，また皮弁の阻血時間の長期化など手術成績に悪影響を及ぼす可能性がある．また皮弁採取部の術後合併症として漿液腫，創離開，血腫，陥凹変形などがある[16]．漿液腫はかなりの頻度で発症しているが，我々は局所陰圧療法を行うことで対応している．この結果創離開は回避されている．陥凹変形および手術瘢痕については今後の課題である．

まとめ

LAP flap は，乳房再建において有用な手術方法の1つである．本稿では LAP flap の長所・短所などの特徴をわかりやすく，また皮弁挙上に際しての注意点を解説した．皆様の今後の乳房再建手術の発展に役立てていただければ幸いである．

参考文献

1) de Weerd, L., et al.：Autologous breast reconstruction with a free lumbar artery perforator flap. Br J Plast Surg. **56**(2)：180-183, 2003.
   Summary 遊離腰動脈穿通枝皮弁による乳房再建についての最初の報告．

2) Vasile, J. V., Levine, J. L.：Magnetic resonance angiography in perforator flap breast reconstruction. Gland Surg. **5**(2)：197-211, 2016.
   Summary MRA による腰動脈穿通枝皮弁の血管走行について解剖学的検討．

3) Hamdi, M., et al.：Lumbar artery perforator flap：an anatomical study using multidetector computed tomographic scan and surgical pearls for breast reconstruction. Plast Reconstr Surg. **138**(2)：343-352, 2016.
   Summary MDCT による腰動脈穿通枝皮弁の血管走行について解剖学的検討．

4) Bissell, M. B., et al.：The lumbar artery perforator flap：3-dimensional anatomical study and clinical applications. Ann Plast Surg. **77**(4)：469-476, 2016.
   Summary 腰動脈穿通枝皮弁の血管走行についての3次元的に解剖学的検討．

5) Cho, M. J., et al.：Harvesting composite arterial and vein grafts from deep inferior epigastric artery and vein：a safe five-step method of preparation. Plast Reconstr Surg. **149**(2)：195e-197e, 2022.
   Summary 遊離皮弁による再建手術において移植床血管と皮弁血管の血管吻合時の口径差や短い血管茎を解消するために深下腹壁動静脈を架橋移植することが有用であった．

6) Satake, T., et al.：Immediate breast reconstruction using the free lumbar artery perforator flap and lateral thoracic vein interposition graft for recipient lateral thoracic artery anastomosis. Indian J Plast Surg. **49**(1)：91-94, 2016.
   Summary 腰動脈穿通枝皮弁による乳房再建手術において移植床血管と皮弁血管の血管吻合時の口径差や短い血管茎を解消するために外側胸静脈を架橋移植することが有用であった．

7) Kapila, A. K., et al.：Characteristics and outcomes of primary interposition vascular grafts in free flap breast reconstruction. J Plast Reconstr Aesthet Surg. **73**(12)：2142-2149, 2020.
   Summary 遊離皮弁による乳房再建手術において移植床血管と皮弁血管の血管吻合時の口径差や短い血管茎を解消するために静脈や動脈を架橋移植することが有用であった．

8) Sultan, S. M., Greenspun, D. T.：Lumbar artery perforator flaps in autologous breast reconstruction. Clin Plast Surg. **50**(2)：301-312, 2023.
   Summary 腰動脈穿通枝皮弁についての適応，手術手技などについて丁寧に説明している．

9) Myers, P. L., et al.：Alternative flaps in autologous breast reconstruction. Gland Surg. **10**(1)：444-459, 2021.
   Summary 自家組織による乳房再建において DIEP の次の第2選択肢となり得る身体各所から挙上可能な皮弁を詳しく紹介している．

10) 葛城遼平ほか：私の乳房再建選択アルゴリズム(2)―自家組織を用いた乳房再建(片側から両側再建まで)―. 形成外科. **65**(9)：1024-1034, 2022.

11) Opsomer, D., et al.：The lumbar artery perforator flap in autologous breast reconstruction：initial experience with 100 cases. Plast Reconstr Surg. **142**(1)：1e-8e, 2018.
   Summary 腰動脈穿通枝皮弁 100 症例についての統計学的解析．

12) Opsomer, D., et al.：Lumbar flap versus the gold

standard：comparison to the DIEP flap. Plast Reconstr Surg. **145**(4)：706e-714e, 2020.
Summary　自家組織による乳房再建において第1選択肢の DIEP と第2選択肢である腰動脈穿通枝皮弁とを比較検討した．検討項目の全てで両者に有意な差はなかった．

13）Opsomer, D., et al.：Comparing the lumbar and SGAP flaps to the DIEP flap using the BREAST-Q. Plast Reconstr Surg. **146**(3)：276e-282e, 2020.
Summary　自家組織による乳房再建において第1選択肢の DIEP と第2選択肢である上殿動脈穿通枝皮弁，腰動脈穿通枝皮弁とを比較検討した．患者は上殿動脈穿通枝皮弁と腰動脈穿通枝皮弁の採取部に少し不快感があったが，満足度においては3種類の皮弁は同程度であった．

14）Haddock, N. T., Teotia, S. S.：Lumbar artery perforator flap：initial experience with simultaneous bilateral flaps for breast reconstruction. Plast Reconstr Surg Glob Open. **8**(5)：e2800, 2020.
Summary　腰動脈穿通枝皮弁を用いた同時両側乳房再建についての報告．

15）矢野智之：【乳房再建マニュアル―根治性，整容性，安全性に必要な治療戦略―】知覚神経付き遊離皮弁による乳房再建．PEPARS. **183**：128-136, 2022.

16）Opsomer, D., et al.：Donor site morbidity after lumbar artery perforator flap breast reconstruction. J Reconstr Microsurg. **38**(2)：129-136, 2022.
Summary　腰動脈穿通枝皮弁採取部の術後合併症について統計学的検討を行った．

PEPARS No.201：45-54, 2023

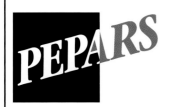

◆特集／皮弁・筋皮弁による乳房再建：適応と手術のコツ

大腿深動脈穿通枝皮弁(PAP flap)に必要な脈管解剖と皮弁挙上のポイント

市川佑一[*1]　飛田美帆[*2]

Key Words：大腿深動脈穿通枝皮弁(profunda artery perforator flap；PAP flap)，超音波(ultra sound)，乳房再建(breast recorstruction)

Abstract　　自家組織を用いた乳房再建は，深下腹壁動脈穿通枝皮弁と広背筋皮弁が一般的であったが，本邦ではここ数年で下垂のない小さめの乳房の再建を中心に大腿深動脈穿通枝皮弁(PAP flap)の需要が増加している．比較的低侵襲かつ穿通枝が安定して存在することが利点であり，大腿内側のドナー部には3本程度の優位な穿通枝があるとされている．当院ではレシピエント血管として内胸動静脈の使用が多いことと乳房外側の形態作成の側面から，再建乳房の対側肢から皮弁挙上を行う．皮弁挙上に際しては，超音波検査を有効に活用することがポイントであり，穿通枝の走行を術前の検査で確認しイメージしておくことで解剖学的に迷うことなく手術を行うことができる．本稿では大腿深動脈穿通枝皮弁(PAP flap)に必要な脈管解剖と皮弁挙上のポイントについて，術前超音波検査をもとにした手術の進め方を中心に概説する．

はじめに

　乳がん術後患者に対する自家組織を用いた乳房再建術では，深下腹壁動脈穿通枝皮弁と広背筋皮弁が一般的であったが，手術の侵襲の大きさや正面視で目立つ傷跡が課題であった．特に，日本人でしばしば見られる下垂のない小さな乳房再建においては，ドナー部の大きな犠牲に手術を躊躇したりインプラントを選択する患者も少なくない．近年比較的低侵襲な大腿深動脈穿通枝皮弁(profunda artery perforator flap；PAP flap)が本邦でも広がりを見せ，その需要は年々増えてきてい

る．ただこれまでPAP flapでの乳房再建に関し，脈管と筋肉・筋膜との位置関係についてまとめた日本語の報告が少なく，そのため何となく導入に踏み込めていない施設もあるのではと推察される．本皮弁を円滑かつ安全に行うための重要なポイントは，術前に超音波検査で穿通枝の血管走行と筋肉の解剖を理解し，手術中にそのイメージと照らし合わせながら手術することと筆者は考えているが，本稿ではPAP flapでの乳房再建時に必要な脈管解剖や穿通枝の選択，また皮弁挙上のポイントについて，術前の超音波検査をもとにした考え方を中心に概説する．

当院におけるPAP flapを用いた乳房再建の戦略(図1)

1．適　応

　基本的にはこれまで広背筋の適応とされてきた痩せ型で乳房が小さく下垂がない方が一番の適応である．さらに上半身より下半身，特に大腿内側

*1 Yuichi ICHIKAWA，〒113-8431　東京都文京区本郷 3-1-3　順天堂大学形成外科，助教/300 GRATTAN STREET, PARKVILLE, VIC The Royal Melbourne Hospital, clinical fellow
*2 Miho TOBITA，順天堂大学医学部附属順天堂医院形成外科，助手

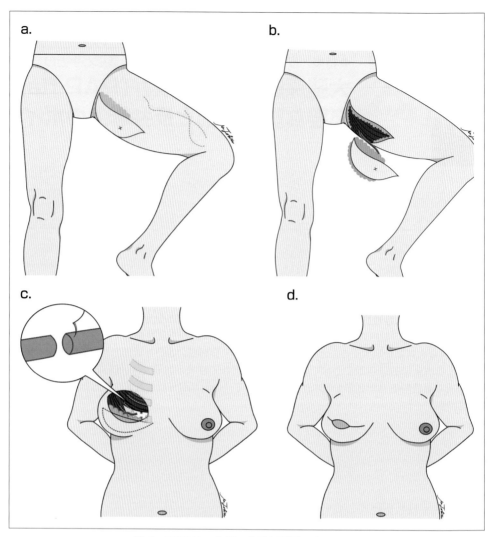

図 1. PAP flap を用いた乳房再建のシェーマ
a：皮弁の切開ライン（青）とリンパ集合管（緑）
b：皮弁と血管茎を挙上後
c：第 4 肋骨を除去して血管吻合
d：皮弁縫い付け後．モニター用に少し皮弁の皮膚を出している．

に脂肪のある方が理想的である．また腹部の皮下脂肪が少ない場合や，挙児希望があり腹部手術に抵抗がある場合，また背中の筋肉を片側切除することに抵抗のある場合も適応となる．患者の強い希望がない場合は，下肢と胸部の質感やカラーマッチの点からエキスパンダーを挿入し，胸部皮弁を拡張させてから二期的に再建するようにしている．

2．ドナーサイドの決定

当院はレシピエントとして内胸動静脈を第一選択としているため，ドナーは患側乳房の対側肢としている．理由としては，大腿内側で皮下脂肪が多いのは大腿内側基部に近い部分であり，この部分を再建乳房の下方外側の形態作成に使用するためである．胸背動静脈をレシピエントとして利用する場合も患側乳房と対側の大腿から採取することができるが，後述する穿通枝の選択に注意が必要である．また稀に内側の volume の方が大きい人の場合は，上記と逆で患側乳房と同側を用いる．

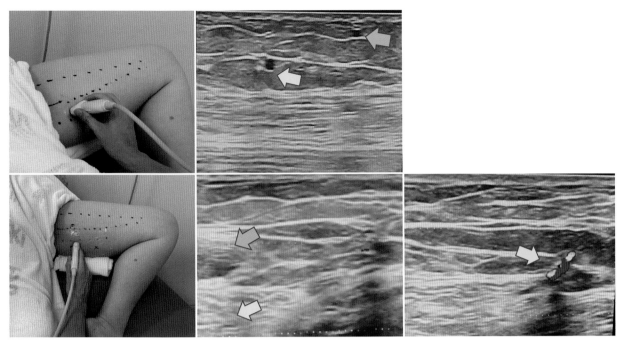

<table>
<tr><td>a</td><td>b</td><td></td></tr>
<tr><td>c</td><td>d</td><td>e</td></tr>
</table>

図 2. 術前超音波検査のポイント

a，b：ASV の同定．大腿基部から 8 cm 程度で ASV と薄筋が交差する．
　a：プローブは下肢の長軸方向で検査
　b：浅筋膜下に ASV 本幹を認める（黄色矢印）．右上に浅筋膜上の分枝を認める（緑矢印）．
c～e：穿通枝の同定．薄筋と大内転筋の境目をまず確認する．
　c：プローブは短軸方向で検査
　d：左端の円形組織が薄筋（緑矢印），円蓋部が大内転筋（黄色矢印）との境界面
　e：穿通枝（黄色矢印）は大内転筋筋肉内を貫いて筋膜を穿通することが多い．この解剖と血
　　管の走行を手術中にイメージできると血管損傷の不安なく執刀できる．

3．術前検査（図2）

超音波検査を前日に施行している．手術時と同じ股関節を外旋させ膝関節を屈曲させた frog leg position で行い，同検査中に患者に下肢のしびれが生じないかを確認し，当日の除圧の必要性や重度の場合はドナー側の変更を検討する．検査の手順としてはまずメルクマールとして長内転筋と薄筋をマーキングしたあとに，副伏在静脈（Accessory saphenous vein；ASV）の同定を行う．同定は容易であるが，本幹がどの方向に走るかまで推定できると手術の時短につながる．次に穿通枝の検索である．PAP flap の血行動態に関しては，2001 年の Angrigiani の最初の報告以後[1]，2012 年の Allen ら[2]，2013 年の Satake[3)4)]ら，2020 年の Largo ら[5]の報告に詳細があるが，これらをまとめると概ね恥骨結節から長軸方向に 6～8 cm，薄筋後縁から 3 cm 程度後方に最初の穿通枝が派生

し，以降は尾側に 3～5 cm おきに 3 本程度の有意な穿通枝があるとされている[6]．そのためまず同部位を中心に穿通枝を検索し，1 本有意な穿通枝が見つかった場合は，頭尾側に 3～5 cm おきに検索するとさらなる穿通枝がある可能性が高い．当院ではレシピエント血管に内胸動静脈を使用するため，皮弁を胸壁に移動させた時に胸壁外側に近くなる第 1 穿通枝は使用せずに，第 2 穿通枝より遠位の穿通枝を使用することが多い．またもし最頭側の穿通枝を選択する場合には解剖学的に内側大腿回旋動脈由来の穿通枝の可能性がある．そのため血管茎がどう走行するのかを確認し，わからなければ造影 CT を検討した方がよい．またこの場合，皮弁外側に血管茎が位置するため，胸背動静脈もレシピエントの候補となる．

4．当日検査

当日は麻酔導入後にリンパ浮腫や漿液腫の合併

症の回避のため，2020年のKarakawaらの報告[7]を参考にインドシアニングリーンを用いた蛍光造影検査を行う．第1，第4趾間および内果に1.5 mLずつ薬液を皮下注射し，大腿内側部を走るリンパ集合管の走行をマーキングしておく．

5．体　位

消毒後にストッキネットを使用して足を保護する．手術に夢中になり患肢が手術台から落ちてしまわないようにストッキネットの先端をペアンなどで術場に固定する．Frog leg positionは腓骨神経麻痺を起こす可能性があるため，長時間の過屈曲に注意して手術中にも必要に応じて除圧を行う．大腿部裏面は目視が難しく手技が困難なため，サージカルタオルや清潔な布などを大腿裏面に挿入して大腿内側を平面化させておくと，術者のergonomicsが比較的保たれる．

6．皮弁デザイン（図3）

A．皮弁の長さと穿通枝位置との関係性

健側乳房の幅を参考に，メインと予測する穿通枝が必要幅の中央に来るようにする．尾側は傷が多少長くなるもののdog earを嫌がる患者が多いため円錐形に収束させている．ただし大腿骨内果から約10 cm近位で薄筋とリンパ集合管は交差するとされているため[7]，皮弁の遠位は大腿骨内果から13 cmより近位までにとどめておく．個人差はあるが，結果的に皮弁長は18 cm前後になる．

B．皮弁の幅と穿通枝位置との関係性

皮膚の硬さや筋肉の張りによって個人差があるため，前日に立位でpinch testを行い閉創可能な幅をマーキングし，当日も体位をとったあとに再度pinch testを行いどちらでも閉創可能かを確認する．皮弁幅は8〜10 cm程度になることが多い．デザインのポイントとしては，皮弁前縁は薄筋がメルクマールとなり，薄筋後縁に皮弁前縁が来るようにデザインする．皮弁後縁は，基本的に閉創可能な最大幅でとることが多いため自動的に決まることが多いが，その際に前日にマークした後大腿皮神経の走行のメルクマールである大腿後方部正中線を越えないように注意する．皮弁頭側は，

前方は薄筋前縁までなめらかに隆起させ，後方は乳房外側の形態に沿うよう円弧状としている．隆起部分は縫い付けの際に乳房外側上方（腋窩下方）の陥凹改善目的に使用する．後方内側は再建乳房の外側のvolume確保のため，円弧外側の筋膜下脂肪をドナーに含むようデザインする．なお大腿部が柔らかくて皮弁採取幅に余裕がある場合は，穿通枝は皮弁幅の中央からやや前方に来るようにデザインする．PAP flapは採取できる血管茎が8 cm程度の時もあり，皮弁後方に穿通枝が来るデザインだと血管茎が短くなってしまうため，可能であれば穿通枝は皮弁のやや前方になるようにデザインする方が安全である．

7．皮弁挙上（図3）

A．前縁切開

15番メスで切開しまずは副伏在静脈（ASV）の同定を行う．前日に超音波検査で目安が付いている場合は，その位置を参考に皮切を行う．その際にASVの末梢枝が皮下浅層に見つかるため，損傷に気をつけて浅筋膜まで切開する．このあたりは線維性結合組織（一般的に言う浅筋膜）が何層かあるように感じるが，最初に判別できる有意な浅筋膜を切るとその下に1〜2 mm程度のASV本幹を発見できる．分枝や末梢枝を処理しながら深部に剝離を行い大伏在静脈との合流部まで追いかけると，おおよそ4〜6 cm程度の全長のASVが確保できる．この血管は皮弁うっ血回避のためのサルベージとしての使用[8]や，吻合時に静脈茎の長さが足りずに緊張が強くなってしまった際にinterpositionに用いる静脈として確保しておく．

B．薄筋筋膜の同定（図3）

前述のASVを同定して皮弁挙上を進めている場合，薄筋直上の浅筋膜−筋膜間の脂肪はかなり薄いため，脂肪の多い人の場合を除きすでに薄筋の深筋膜直上に来ている可能性が高い．脂肪と少し異なる白色線維組織を切開すると頭尾側に走る筋体を確認できる．これが薄筋であるのだが，PAP flapや薄筋皮弁に慣れていない場合はこの筋体が薄筋なのか確信を持ちづらい．しかし超音

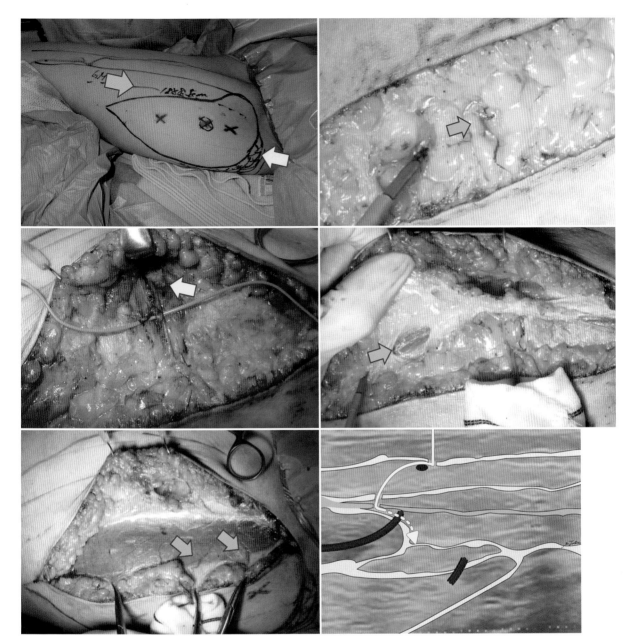

a	b
c	d
e	f

図 3. 皮弁挙上のポイント 1

40 代，女性．左乳がん術後に対し右 PAP flap(18×8.5 cm)での乳房再建を施行した．穿通枝は中央の第 2 穿通枝をメイン血管と予定してデザインした．

a：リンパ集合管の走行(赤線)．皮弁前縁は薄筋後縁を指標にする(緑矢印)．大腿基部は浅筋膜下脂肪を含めるデザイン(黄色矢印)

b：皮切後すぐに皮下脂肪浅層に ASV の末梢が確認できる(緑矢印)．

c：大伏在静脈(黄色矢印)から分岐する所まで追いかけて確保

d：薄筋筋膜を一部切離した所(緑矢印)

e：薄筋筋膜裏面に薄筋穿通枝が確認できる．

f：皮下浅筋膜・薄筋筋膜(青線)・薄筋・薄筋を穿通する穿通枝・大内転筋の関係性をイメージする．薄筋の穿通枝は使用しないため，黄色線のラインで入っていくことになる．

波検査を確実に行っていれば何のことはなく，薄筋の後縁に合わせてデザインした皮弁前縁よりさらに前方をこれまで剥離してきたことを考えれば，この筋体は薄筋か，違ったとしても薄筋前方の長内転筋である．そのため筋膜を切開して筋肉を穿通する血管が見えた場合も，それは薄筋の穿通枝であるため構わず電気メスを用いて展開していく．続いて切開した筋膜の後方断端をモスキートなどで牽引し，薄筋-筋膜裏面間を結合組織や微細血管を処理しながら電気メスで展開していく．この際にもし穿通枝が薄筋-大内転筋の筋間を長い距離上がって筋膜を穿通するタイプだった場合には，この時点で筋膜裏面に穿通枝が同定できることになる．ただしこれは非常に限定的であるため，術前の超音波で確認できていなければ特に気にせず薄筋全幅1/2程度の深さまで展開を進める．ここで一旦展開をやめ，皮弁頭側（大腿基部側）の皮膚切開に移る．

C．皮弁頭側の切開と剥離

皮弁頭側の突出したデザインの部分は，筋膜上まで一気に切開する．大腿基部後方部分は温存側の皮下脂肪を浅筋膜まで切開後，浅筋膜-深筋膜間の脂肪を確保するように切離して，再建乳房外側のボリュームとして使用する．この作業が終わると皮弁は重力で下方に翻転されるため，以後の展開が容易になる．

D．大内転筋筋膜の同定と切開位置（図4）

露出させた薄筋はローンスターや筋鈎で前方に牽引し，先程展開した薄筋筋膜は後方に牽引する．この薄筋筋膜は後方の大内転筋筋膜と線維組織でつながっており，こうすることで薄筋裏面と前方（深部）の大内転筋筋膜との境界面がはっきりするため手術が展開がしやすくなる．ここも電気メスを使用するが，この深筋膜上には症例により脂肪層があることがあり，穿通枝がどこを走行しているかわからず不安になることがある．この時に有用なのが術前の超音波検査のイメージである．PAP flapの穿通枝は大内転筋筋肉内を走るタイプが多いため，この見えている境界面より下方

（浅層）で筋膜を穿通していると確信できていれば，ある程度境界面を展開した時点で大内転筋膜を切開してよい．切開したこの時点ですでに穿通枝は切開線より下方（浅層）の皮弁側に確保されているため，切開した大内転筋膜の裏面と露出させた大内転筋の間を展開・剥離すると複数の穿通枝が同定できる．問題は，超音波検査において穿通枝がこの境界面よりも上方（深部）にあり，薄筋にも太い穿通枝を出した後に大内転筋から穿通してくるタイプであり，この場合は電気メスで血管を通電させないように薄筋の枝を確実に処理した後に，境界面に沿って深部まで展開することが必要になる．

E．穿通枝の確保と血管茎の剥離（図4）

ここで大内転筋膜裏面に確認できた穿通枝と超音波検査で事前にマークした穿通枝とが合致することを確認する．予定通り皮弁中央の穿通枝があればメインの血管として深部に追いかけていくが，走行的に合流しそうな近接穿通枝がある場合は合流するかどうかを確認する．血管の剥離方法は特別ではないため省略するが，ポイントとしては，深部は展開がしづらいため，ある程度深部まで行った段階で，血管茎を全周性に筋肉から剥離し，血管茎裏面に開創器を挿入して筋肉を上下に開くことで視野を確保することである．血管茎は，当院では第4肋間で血管吻合を行うことが多く血管茎は最低8cm程度確保しておきたいため，深大腿動脈からの分岐部近傍まで追いかけて確保することになる．この際深部での血管処理は結紮が難しいため，血管クリップの使用を推奨する．なお血管茎は深部に向かう途中で数本の太めの分枝と合流するため，stacked flapにする場合[9]にはこの分枝を使用可能である．他に注意すべき点として，血管茎剥離の過程で閉鎖神経の末梢枝と出会うことも少なくない．しかし血管茎自体と伴走するというよりも交差することが多いため，多くの場合で剥離可能である．ただ分枝同士が血管茎を跨ぐなど展開の邪魔になる場合もあり，その場合は外観上劣位な分枝は処理せざるを得ない．ま

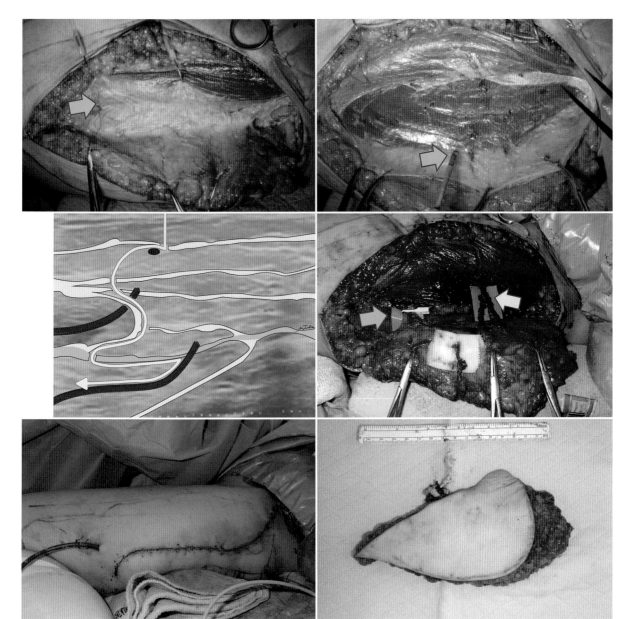

<table>
<tr><td>a</td><td>b</td></tr>
<tr><td>c</td><td>d</td></tr>
<tr><td>e</td><td>f</td></tr>
</table>

図 4. 皮弁挙上のポイント 2

a：薄筋裏面と大内転筋筋膜との境界面を露出させる.

b：大内転筋筋膜を切開すると裏面に太めの穿通枝が確認できる.

c：薄筋・大内転筋・大内転筋筋膜と筋膜を貫く穿通枝の関係性をイメージする. 大内転筋筋膜を穿通枝より深部で切開して展開するため黄色線のラインで入っていくことになる.

d：血管剝離を終了した所. 2 本の穿通枝が合流した血管茎（黄色矢印）と遠位の穿通枝（緑矢印）. 遠位穿通枝はクランプして ICG で皮弁血流を確認する.

e：閉創時. なめらかな縫合線が作成できている.

f：浅筋膜下の脂肪も含められており, 乳房外側をイメージした皮弁形態となっている.

PEPARS　No. 201　2023

51

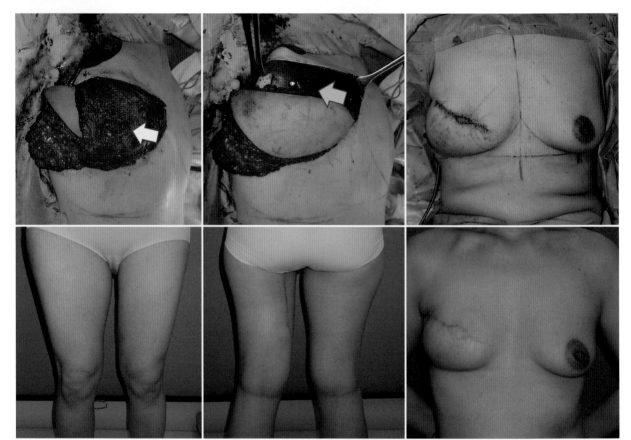

図 5. 乳房形態作成と術後経過

a｜b｜c
d｜e｜f

40代，女性．右乳がん術後に対し左 PAP flap（22×10 cm）での乳房再建を希望した．

a：エキスパンダー抜去後．胸部下方と外側から切離した一塊の大胸筋が見える
（黄色矢印）．

b：大胸筋を頭側に折り畳み大胸筋同士で固定．折り返し部分は皮弁頭側真皮と縫
合しデコルテのマウントを補う（緑矢印）

c：閉創後．外側の良好な形態が再現できている．

d，e：多少の周径差と内側に瘢痕を認めるものの患者からの修正依頼はない．

f：術後6か月．腋窩の陥凹は認めるものの良好な形態が保たれている．

た深大腿動脈の近傍に坐骨神経が走るため，展開
をしようとして筋鈎を長時間牽引すると坐骨神経
を痛める可能性があるため注意が必要である．

F．皮弁後縁から挙上完了まで（図4）

血管茎の剝離が完了したら皮弁後縁の切開を行
う．浅筋膜下の脂肪が必要なのは大腿基部後方の
みのため，その他の部分は深筋膜（大内転筋筋膜
もしくは近位では半腱様筋・遠位では半膜様筋の
筋膜）まで垂直に切開するが，体位的に視野の確
保が難しい大腿裏面に走る後大腿皮神経の本幹を
切離しないように注意する．穿通枝裏面を筋膜の
結合組織から剝離して，穿通枝を確保後に安全な

距離を確保して後方筋膜を皮弁から切り離すと皮
弁が穿通枝だけでつながる状態となる．この際
に，遠位にも優位な穿通枝があった場合には，遠
位穿通枝をクランプした状態でICG検査を行い皮
弁遠位の染色を確認する．皮弁遠位はもともと
dog ear予防目的に大きめに採取しているため使
用せずに除去することも多いが，内側の立ち上が
りが高い乳房の場合にはdenudeしてマウントと
して使用することもある．

G．閉　創

ポイントは前述したように皮弁前縁の切開線の
くびれを後縁の円弧上切開線に合わせて縫合する

ことである．皮弁後方は浅筋膜下の脂肪がないた
め太い糸は使わず 3-0Vicryl を用いて浅筋膜同士
を縫合する．その際に緊張が強い場合があるた
め，太めのナイロンで全層の stay suture を置き，
さらに必要時は助手に用手的に寄せてもらって縫
合するとよい．緊張が強い場合は，当院は術後
ICU に入室するため incisional NPWT として
PICO®（スミスアンドネフュー社）を使用すること
もある．皮弁遠位は dog ear になるようであれば
修正し，陰圧ドレーンは 1 本のみ挿入するが，量
が少なくても漿液腫の予防目的に術後 1 週間は挿
入している．

9．血管吻合のポイント

本稿は皮弁挙上がテーマのため詳細は割愛する
が，血管吻合のポイントは下記の点である．
- 血管茎の短さを補うために第 4 肋間で血管吻合
  を行う．
- 左乳房の場合は内胸動静脈と皮弁血管茎のアン
  マッチが生じることが多いため，静脈は可能な
  限り 2 本吻合する．
- 左内胸動静脈の伴走静脈が 1 本の場合は，内胸
  静脈の頭側尾側に縫合する，もしくは太めの肋
  間静脈があれば確保して吻合に使用する．
- DIEP 皮弁に比べて血管茎の強度が弱い印象が
  あるため，術中に座位時の血管茎の緊張の有無
  を確認する．
- 皮弁の牽引により静脈が緊張を認めた場合は，
  確保しておいた ASV をインターポジションと
  して利用する．

10．皮弁縫い付けのポイント

皮弁縫い付けのポイントは下記の点である．
- 当院は二期再建を推奨しているため，エキスパ
  ンダー抜去の際に胸部下方と外側から切離した
  一塊の大胸筋を，頭側に折り畳み固定し，折り
  返し部分を皮弁頭側の真皮と縫合してデコルテ
  のマウントに使用している．なお 1 期再建を希
  望される場合は健常な大胸筋は犠牲にしない方
  針のため，希望者は術後に脂肪注入を行う．
- 胸部外側に来る皮弁突出部分は denude 後に腋

窩下部の胸壁に固定して陥凹の改善に使用する．
- 皮弁の円弧状の部分は乳房外側の形態に合わせ
  て縫い付ける．
- 内側は健側の形態に合わせて皮弁の volume を
  調整し，先端は水平マットレス縫合で胸壁に引
  き込むように固定して，緩やかな立ち上がりを
  再現する．

まとめ

大腿深動脈穿通枝皮弁のポイントについて説明
した．日本ではこれまであまり乳房再建には使用
されていない皮弁であったが，他の皮弁と比較し
た際の低侵襲性から多くの施設で導入されてきて
いる．慣れてくるとそれほど難易度が高くない皮
弁ということがわかるが，導入当初は解剖学的に
あまり熟知されていない部位のため，展開に戸惑
うことがある．そのため手技に自信が出てくるま
では超音波検査を丁寧に行い，穿通枝の走行と筋
肉・特にやや複雑な筋膜の関係性についてイメー
ジしておくことをお勧めする．本稿が PAP flap を
行う先生のお役に立てば幸いである．

参考文献

1) Angrigiani, C., et al.：The adductor flap：a new
   method for transferring posterior and medial
   thigh skin. Plast Reconstr Surg. **107**：1725-1731,
   2001.
   Summary　PAP flap の臨床における初めての報
   告．
2) Allen, R. J., et al.：Breast reconstruction with the
   profundal artery perforator flap. Plast Reconstr
   Surg. **129**：16e-23e, 2012.
   Summary　PAP flap を乳房再建に用いた報告．
3) Satake, T., et al.：Breast reconstruction using
   free posterior medial thigh perforator flaps：
   intraoperative anatomical study and clinical
   results. Plast Reconstr Surg. **134**：880-891, 2014.
   Summary　後内側大腿皮弁（水平方向）の穿通枝
   血管解剖について詳細な報告．
4) 佐武利彦ほか：【乳房再建術 update】大腿近位部
   の穿通枝皮弁による乳房再建の適応．PEPARS.
   84：68-79, 2013.

5) Largo, R. D., et al. : Perforator mapping of the profunda artery perforator flap : anatomy and clinical experience. Plast Reconstr Surg. **146** : 1135-1145, 2020.
Summary PAP flap の穿通枝の場所の報告.

6) Karakawa, R., et al. : The correlation of the perforators and the accessory saphenous vein in a profunda femoris artery perforator flap for additional venous anastomosis : A cadaveric study and clinical application. Microsurgery. **40** : 200-206, 2020.
Summary PAP flap の穿通枝と副伏在静脈の走行部位の報告.

7) Karakawa, R., et al. : An anatomical study of the lymph-collecting vessels of the medial thigh and clinical applications of lymphatic vessels preserving profunda femoris artery perforator (LpPAP)flap using pre- and intraoperative indocyanine green(ICG) lymphography. J Plast Reconstr Aesthet Surg. **73** : 1768-1774, 2020.
Summary PAP flap におけるリンパ集合管の走行の報告.

8) Hupkens, P., et al. : Breast reconstruction using the geometrically modified profunda artery perforator flap from the posteromedial thigh region : combining the benefits of its predecessors. Ann Plast Surg. **77** : 438-444, 2016.

9) Stalder, M. W., et al. : Using the retrograde internal mammary system for stacked perforator flap breast reconstruction : 71 breast reconstructions in 53 consecutive patients. Plast Reconstr Surg. **137**(2) : 265e-277e, 2016.
Summary Stacked PAP flap の報告がされている.

PEPARS No.201：55-63，2023

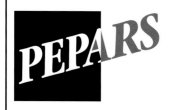

◆特集／皮弁・筋皮弁による乳房再建：適応と手術のコツ

胸背動静脈のrecipient vessels としての利用と，胸背動脈穿通枝皮弁 (Thoracodorsal artery perforator flap；TDAP flap)について

柿沼翔太[*1]　中尾淳一[*2]

Key Words：胸背動静脈(thoracodorsal vessels)，前鋸筋枝(serratus anterior branch)，胸背動脈穿通枝皮弁(thoracodorsal artery perforator flap；TDAP flap, TAP flap)，移植床血管(recipient vessels)，乳房再建(breast reconstruction)，oncoplastic breast-conserving surgery；OPBCS

Abstract　胸背動静脈は，乳房再建において，① 遊離皮弁を利用する際のrecipient vesselsとして，また ② 胸背動脈穿通枝皮弁(TDAP flap)の血管茎として，重要な役割を担っている．

　Recipient vesselsとして胸背動静脈が適応となるのは，腋窩郭清が行われた一次一期再建症例や，内胸動静脈の利用が適さない症例である．一方で，腋窩郭清が行われた二次再建症例では，胸背動静脈の剝離が困難であり，血管の狭窄や途絶が見られる症例が存在するため，利用は避けるべきである．胸背動静脈の剖出は，胸背動静脈や皮弁の血管茎が短い場合に前鋸筋枝を利用する可能性があるため，前鋸筋枝を温存するよう意識して行う．

　TDAP flapは，有茎で乳房再建に利用でき，かつ広背筋皮弁と比較し合併症が少ないという利点を有する．穿通枝の走行は症例ごとに異なるため，術前に画像検査を施行し，再建に適した穿通枝が存在することを確認する必要がある．TDAP flapの挙上は，胸背動静脈から穿通枝まで血管走行を確認した後，皮島のデザインを決定する流れで行う．

はじめに

　近年，遊離自家組織による乳房再建には，下腹壁動静脈皮弁(DIEP flap)をはじめとして，浅下腹壁動静脈皮弁(SIEA flap)，上下殿動脈穿通枝皮弁(SGAP flap, IGAP flap)，腰動脈穿通枝皮弁(LAP fap)，大腿内側穿通枝皮弁(PAP flap)など，様々な皮弁が利用されている．遊離皮弁による乳房再建を行う際に利用される主なrecipient vesselsとして，胸背動静脈および内胸動静脈が挙げられる．いずれの血管にも利点と欠点があり，現在に至るまで多くの比較検討がなされている[1~6]．安全に乳房再建を行うためには，それぞれの血管の特徴を理解し，適切なrecipient vesselsを選択する必要がある．

　また胸背動静脈は，recipient vesselsとしての意義に加え，広背筋皮弁および胸背動脈穿通枝皮弁(thoracodorsal artery perforator flap；TDAP flap, TAP flap)の血管茎としても重要である．広背筋皮弁については，別稿を参照されたい．TDAP flapは，広背筋を温存し，胸背動脈穿通枝を血管茎として採取する穿通枝皮弁として，Angrigianiらにより最初に報告された[7]．有茎で乳房再建に利用でき，広背筋皮弁に比し合併症が少ない[8]などの利点を有する一方，TDAPの走行は解剖学的変位が大きく[9~12]，再建に適した血管が存在しない場合がある．そのため，術前に造影CTや超音波検査を施行し穿通枝の走行を確認する必要がある．

＊1　Shota KAKINUMA，〒431-3125　浜松市東区半田山 1-20-1　浜松医科大学医学部附属病院形成外科，診療助教
＊2　Junichi NAKAO，〒411-8777　静岡県駿東郡長泉町下長窪 1007　静岡県立静岡がんセンター再建・形成外科，医長

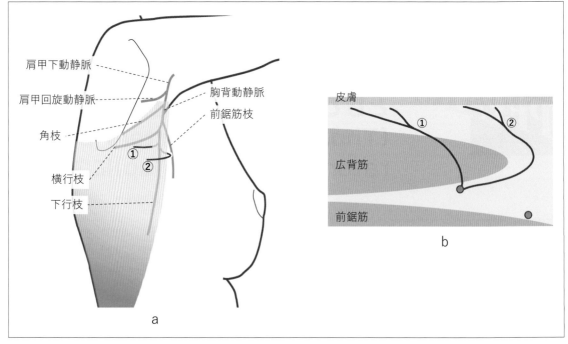

図 1. 胸背動静脈の血管解剖
　a：胸背動静脈の走行
　b：水平断での穿通枝の走行
　　① TDAP-mc（胸背動脈筋皮枝）：広背筋を穿通し皮膚を栄養する.
　　② TDAP-sc（胸背動脈筋間中隔穿通枝）：広背筋を穿通せず前縁を迂回し，皮膚に直達する.

　本稿では，胸背動静脈の解剖について説明した後，recipient vessels としての胸背動静脈の利用と，TDAP flap について述べる.

胸背動静脈の血管解剖

1．胸背動静脈について

　胸背動静脈の走行を図 1-a に示す. 肩甲下動脈は，腋窩動静脈から分岐後 2 cm ほどで，肩甲回旋動静脈と胸背動静脈に分かれる. 胸背動静脈は角枝，前鋸筋枝を分岐した後，肩甲下動脈の分岐部より 9 cm ほど末梢側，広背筋前縁から 2～3 cm ほど内側で筋体内に入り広背筋枝となる. 広背筋枝は，広背筋前縁に沿って尾側に走行する下行枝と，頭側縁に沿って背側に走行する横行枝に分かれる[13]. 胸背動静脈に伴走する胸背神経は，腋窩静脈の下縁 2 cm で胸背動静脈に合流し，5～8 cm 伴走した後，広背筋に分布し広背筋を支配する. また，前鋸筋枝には長胸神経が並走しており，前鋸筋に分布し前鋸筋を支配している[14].

　胸背動静脈の走行にはいくつかの亜型が存在す

る[15]. 自験例で穿通枝相造影 CT 検査を行った胸背動脈 50 本の走行を解析したところ，胸背動脈・肩甲回旋動脈が別々に腋窩動脈から分岐している症例が 10%，肩甲回旋動脈・前鋸筋枝・広背筋枝が同時に分岐する症例が 4%，前鋸筋枝・横行枝・下行枝が同部位で分岐する症例が 16% 存在した（図 2）. また，前鋸筋枝欠損例が 4% 存在し，いずれの症例も外側胸動脈が発達しており，前鋸筋上に分布していた.

　胸背動静脈の血管径は，動脈が平均 1.8 mm，静脈が平均 2.5 mm とされている[5]. 前鋸筋枝の血管径は，動脈が平均 1.6 mm，静脈が平均 1.7 mm であり，前鋸筋枝の長さ，すなわち前鋸筋枝の起始部から前鋸筋に付着するまでの距離は平均 7.5 cm とされている[16].

2．胸背動脈穿通枝（TDAP）について

　胸背動脈穿通枝（thoracodorsal artery perforator；TDAP）には，広背筋を穿通し皮膚を栄養する筋皮枝（musculocutaneous thoracodorsal artery perforator；以下，TDAP-mc）と，広背筋

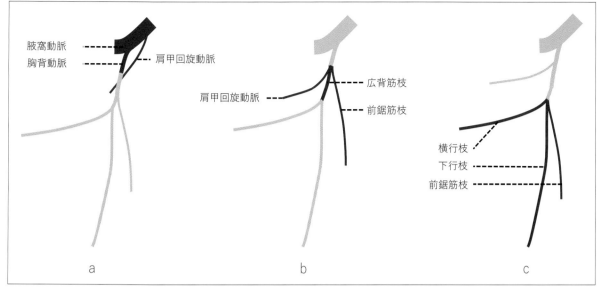

図 2. 胸背動脈の亜型
a：胸背動脈・肩甲回旋動脈が別々に腋窩動脈から分岐する症例（10％）
b：肩甲回旋動脈・前鋸筋枝・広背筋枝が同時に分岐する症例（4％）
c：前鋸筋枝・横行枝・下行枝が同部位で分岐する症例（16％）

図 3.
TDAP の筋膜穿通点
緑：Angrigiani ら[7]により報告された最も頭側
　　の穿通枝の範囲
　　後腋窩ひだから 0〜8 cm，広背筋前縁より
　　後方に 0〜3 cm
赤：Hamdi ら[9]により報告された穿通枝の範囲
　　後腋窩ひだから尾側に 8〜13 cm，広背筋前
　　縁より後方に 0〜5 cm
青：Mun ら[12]により報告された穿通枝の範囲
　　肩甲骨下角直上から半径 2 cm，肩甲骨下角
　　と同じ高さで広背筋前縁から後方に 2 cm
　　の点を中心として半径 3 cm
黄：TDAP-sc の範囲
　　広背筋前縁より前方に 2 cm 以内

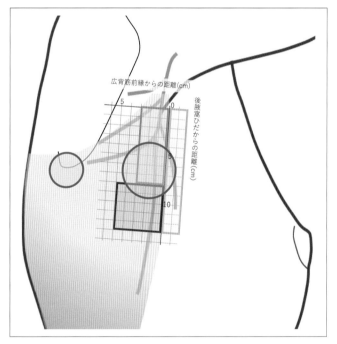

を穿通せず前縁を迂回し，皮膚に直達する筋間中隔穿通枝（septocutaneous thoracodorsal artery perforator；以下，TDAP-sc）が存在する[13]（図 1-b）．TDAP-mc の穿通部位についての報告[7)9)12)]は多数存在しており，その範囲を図 3 に示す．一方，TDAP-sc の走行範囲については報告が少ない．当院で施行した造影 CT の解析結果では，TDAP-sc は広背筋前縁より前方 2 cm までの脂肪織内を走行していた．

肩甲下動静脈の分岐部から TDAP の穿通部位までの距離，すなわち TDAP flap の血管茎の長さは平均 14 cm と報告されている[11]．我々の解析においても平均 13.5 cm であったが，TDAP の穿通部位によって 4〜20 cm と大きく異なっていた．

胸背動静脈の recipient vessels としての
利用について

1．適　応

　胸背動静脈は，本幹（以下，胸背動静脈と記載）
が recipient vessels として利用される他，胸背動
静脈の前鋸筋枝（以下，前鋸筋枝と記載）が利用さ
れる場合もある[16)17)]．ここでは，同じく recipient
vessels として利用される内胸動静脈と比較しつ
つ，胸背動静脈と前鋸筋枝の利用について記載す
る．

A．胸背動静脈が適応となる場合

　一次一期再建で腋窩郭清が行われた症例では，
郭清野に胸背動静脈が剖出されており確保が容易
であることから，recipient vessels として胸背動
静脈がよい適応である（図4）．他に，側方切開に
よって皮下乳腺全摘が施行された症例では，乳切
の手術創を利用して血管を確保できるため，内胸
動静脈を利用する場合と比較し整容的に優れるこ
とから，胸背動静脈が利用される（図5）．また，
術前放射線療法や化学療法の影響で内胸動静脈周
囲が瘢痕化している可能性がある場合，胸背動静
脈を利用する方が安全である．

B．胸背動静脈の利用を避けるべき場合

　腋窩郭清後の二次再建では，初回手術時の癒着
により胸背動静脈の剥離が困難であり，1/3 の症
例に血管の狭窄や途絶が見られるとされ，使用に
は注意が必要である[3)]．また，術後に血管吻合部
が圧迫されないように上肢の可動制限が必要と
なったり，胸背動静脈本幹や広背筋枝を使用した
場合，術後に広背筋皮弁を使用できなくなる．そ
のため，前述した胸背動静脈が適する症例以外で
は，内胸動静脈が recipient vessels として利用さ
れる場合が多い．

C．前鋸筋枝の利用について

　前述したように前鋸筋枝の長さは平均 7.5 cm
であり，この部分を利用して胸背動静脈より長く
血管を確保できる．そのため，胸背動静脈本幹や
皮弁の血管茎が短い症例で利用される．また，広

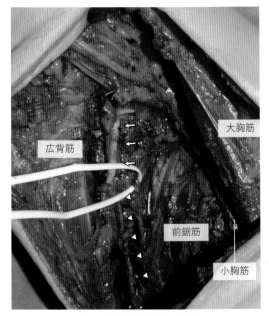

図 4．腋窩郭清後の術野
長胸神経をベッセルテープにて確保した様子
矢印：胸背動静脈と胸背神経
矢頭：前鋸筋枝

背筋枝を温存することで，術後に広背筋皮弁を利
用することができるという利点がある．

　一方で，血管径は胸背動静脈に比し細い．下腹
壁動静脈の血管径は動脈が約 2.1 mm，静脈が約
2.5 mm であると報告されており[5)]，前鋸筋枝との
口径差が大きい場合，血管吻合時に fish-mouth 法
など口径差を調整する手技が必要となる場合があ
る[18)]．また，前鋸筋枝欠損例が 4% 程度存在する
ことにも注意が必要である．

　胸背動静脈を recipient vessels として利用する
場合は，皮弁挙上後に血管の配置や口径差を確認
した上で前鋸筋枝への吻合も選択できるよう，前
鋸筋枝を温存し血管剖出を行うとよい．

2．手術手技

　当院にて，胸背動静脈を recipient vessels とし
て乳房再建を行った症例を提示する（図4, 5）．以
下では，血管剖出操作と血管吻合を行う際のポイ
ントについて述べる．

A．胸背動静脈（神経血管束）の確保

　腋窩郭清が行われた一次一期再建の症例では，

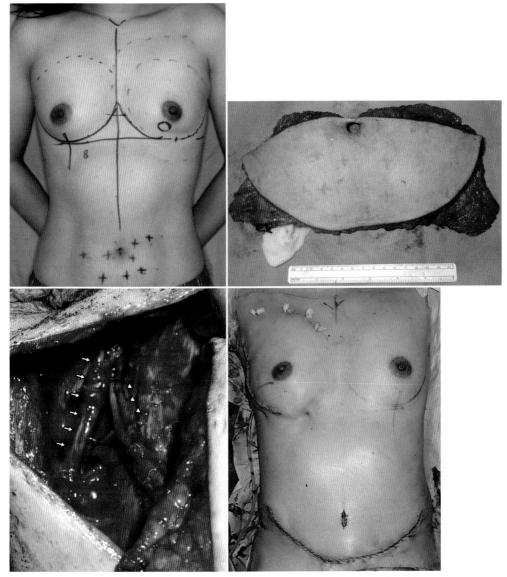

a | b
c | d

図 5. 胸背動静脈前鋸筋枝を利用し，DIEP flap による一次一期
乳房再建を行った症例
a：術前
b：挙上された DIEP flap
c：血管吻合部．矢印：胸背動静脈と胸背神経，矢頭：前鋸筋枝
d：術後

すでに郭清野に胸背動静脈が剝出されているた
め，胸背動静脈の確保は容易であるが，腋窩郭清
操作時に胸背動静脈が損傷されている可能性があ
るため注意する．一次一期再建で胸背動静脈を利
用する場合は，術前に乳腺外科にその旨を伝え，
形成外科介入時に胸背動静脈が損傷していないこ

とを確認してから剝出を行うと安全である．
　センチネルリンパ節生検創や皮下乳腺全摘時の
側方切開創から胸背動静脈を確保する場合，胸背
動静脈に向かい腋窩の脂肪織内を剝離すると，途
中で前鋸筋枝を損傷してしまう可能性がある．そ
のため，広背筋より前方の脂肪織内を切り込まな

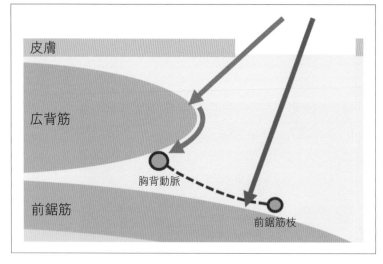

図 6.
手術創から胸背動静脈へのアプローチ
青矢印：脂肪織内で剝離を進めると前鋸
　　　筋枝を損傷する可能性がある.
橙矢印：広背筋の前縁を回り胸背動静脈
　　　を確保すると, 前鋸筋枝を損傷
　　　する危険性が低い.

いように, まずは脂肪織をやや後方に切開し, 広背筋前縁を同定することを意識する(図6). 広背筋前縁を確認した後は, 必要に応じて尾側に皮膚切開を延長しつつ, 広背筋と前鋸筋との間を展開する. この時点で広背筋前縁を広く剝離しておくと, 胸背動静脈を剖出しやすくなるだけでなく, 後の血管吻合時に広い術野を確保することができ, 血管吻合を行いやすくなる. 広背筋と前鋸筋間は疎性結合組織で結合しており, 指などを使って鈍的に剝離が可能である. 指で剝離して抵抗を感じる部分は血管が含まれていることが多いため, 無理に剝がさずバイポーラで焼灼し切離する. 術野を十分に展開すると, 広背筋裏面を走行する胸背動静脈と, そこから前方に分枝する前鋸筋枝が確認できる. 手術中は上肢を外転しているため, 前鋸筋枝分岐部は頭側に偏位している.

B. 胸背動静脈(神経血管束)の剝離

胸背動静脈本幹を確保後, 血管吻合に必要な範囲を unroofing する. この時, 血管に近づきすぎると血管の攣縮や血管内膜の剝離などをきたす可能性があるため, 神経血管束に膜を1層つけた状態で剝離する. 神経血管束を剝離する過程で, 角枝など胸背動静脈の分枝の処理が必要となるが, 前述したように胸背動静脈には様々な亜型が存在するため, すぐに分枝の処理を行わず, まずは血管の走行の把握を行う.

続いて, 周囲組織より神経血管束を剝離する.

剝離操作の際, 神経血管束にベッセルテープをかけると剝離しやすいが, ベッセルテープを牽引しながら剝離操作を行うと血管攣縮や内膜剝離の原因となる. したがって, ベッセルテープの先にモスキートペアンなどをつけて安定する場所に留置し, 対側の結合組織を鑷子で軽く牽引しながら, バイポーラを用いてその間の結合組織を少しずつ焼灼切離している.

最後に胸背動静脈から胸背神経を剝離する. 胸背神経を損傷すると, 広背筋の萎縮による腋窩外側部の弛緩をきたすことがある[14]. ベッセルテープで血管束と神経のどちらか, あるいは両方を確保してよいが, この時もできるだけベッセルテープを牽引せず, 血管束と神経の間の組織を, バイポーラを用いて少しずつ処理しながら神経を血管から剝離する.

前鋸筋枝を剖出する場合, 前鋸筋枝の近傍に並走している長胸神経を損傷すると, 前鋸筋が萎縮し翼状肩甲をきたすことがある[14]. 前鋸筋枝の剖出の際は, 長胸神経の走行を確認し損傷しないよう注意しながら, 前鋸筋枝のみを胸壁より丁寧に剝離する.

胸背動静脈の剖出に必要な創は中腋窩線付近となり術後に目立つ部位ではない. そのため, 安全な recipient vessels の剖出と, より血管吻合を行いやすい術野を用意することを優先し, 十分な皮膚切開を置き, 上記操作を行う.

C．血管吻合時のポイント

胸背動静脈を recipient vessels として利用する際にポイントとなるのが，血管吻合時の術野の準備と，静脈吻合の本数についてである．

血管吻合部にねじれや緊張がかからないように，血管吻合は皮弁縫着位置が確定した後に行うことが望ましいが，胸壁の側面で血管吻合を行わなければならず，難渋することが予想される場合は，皮弁縫着の前に行う．

皮弁静脈が2本ある場合，1本のみを胸背静脈本幹に吻合するか，前鋸筋枝と広背筋枝を利用して2本の静脈吻合を行うべきかについては，様々な報告がなされている．Riot らは，約7,000件の静脈吻合について解析した結果，2本静脈吻合を行った症例で有意に血栓形成率が低かったことから，可能であれば静脈は2本吻合するべきであると結論付けており[19]，我々も，原則的に静脈吻合を2本行うようにしている．しかし，静脈の口径差が大きかったり血管の配置に難渋する場合は，無理をせず1本のみを胸背静脈本幹に吻合している．

TDAP flap について

1．適 応

乳房再建における TDAP flap の適応は，乳房部分切除後の再建（Oncoplastic breast-conserving surgery；OPBCS）である．OPBCS には，同じく胸背動静脈を茎とする広背筋皮弁もよく用いられるが，TDAP flap は広背筋皮弁と比較して，筋体を犠牲にしない分，侵襲が低い．加えて，仰臥位や半側臥位で採取可能であり，皮弁採取部が側胸部となるため傷跡が目立たないなど，乳房再建の材料として多くの利点を有している[8]．皮弁のサイズは平均20×8cm とされており[9]，外側区域の乳房部分切除の再建に利用される．

また TDAP のうち，TDAP-sc は筋体内を走行しないため皮弁挙上時に筋体剝離操作を必要とせず，TDAP-mc に比べ低侵襲に皮弁挙上が可能である[20]．そのため我々は，積極的に TDAP-sc を

血管茎とした TDAP flap を利用している．

2．術前検査

造影 CT を施行し，OPBCS に利用可能な TDAP，すなわち広背筋前縁付近を走行し，欠損まで到達できる血管茎の長さを有する穿通枝を検索する．この条件を満たす穿通枝を認めない場合は，下行枝と広背筋の前縁を皮弁に含めた筋体温存広背筋皮弁（muscle sparing latissimus dorsi myocutaneous flap；MS-LDMF）として皮弁を挙上することを考慮するが，TDAP の代わりに外側胸動脈穿通枝など側胸部に他の穿通枝が発達していることが多く，我々は MS-LDMF を使用しなければならなかった症例を経験していない．

次に乳腺外科医と使用予定の TDAP を確認し，TDAP 温存の可否や，腫瘍マージン，皮膚切開のデザインについて確認する．TDAP の使用に問題がなければ，術前に超音波検査でも TDAP を確認し体表面にマーキングする．

3．皮弁挙上手技

前述した胸背動静脈剝出手順で，対象としている TDAP の頭側で胸背動静脈本幹を同定後，TDAP の分岐部から筋膜穿通点まで剝離して皮弁を移動させやすくしている．TDAP の筋膜穿通点が皮弁の近位端になるように皮弁をデザインし，穿通枝より中枢部分の皮弁量をできるだけ減らすことによって，側胸部皮膚に余計な緊張をかけず，拘縮や肥厚性瘢痕を予防している．

次に，ガーゼなどを用いて剝離した胸背動静脈から欠損までの長さを測り，胸背動静脈を pivot point として，皮弁遠位端を決定しデザインする．痩せ型の体型の方に OPBCS を行う場合，これだけでは皮弁の厚みが足りないことがあるため，部切の欠損幅分の長さを皮弁に追加すると，皮弁を折り返して欠損に充塡できる．

TDAP-sc flap を挙上する場合，TDAP-sc は筋体内を走行せず広背筋前縁より前方2cm の範囲を走行することがほとんどであるため，TDAP-sc にアプローチする段階で穿通枝を損傷しないように注意が必要である．

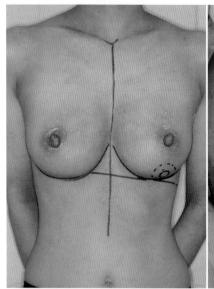
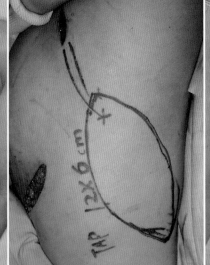
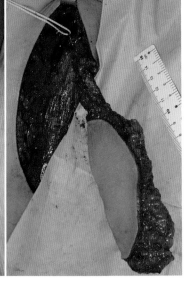
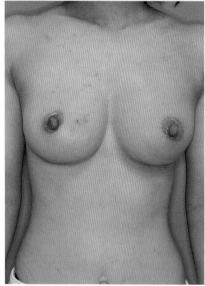

a | b | c
d

図 7.
TDAP-sc flap による乳房部分切除の再建症例
　a：術前
　b：穿通枝のマーキングと皮弁のデザイン
　c：皮弁挙上時. 広背筋筋体を全幅で温存す
　　ることができた.
　d：術後1年

　皮弁遠位より筋膜下で挙上する過程で，皮弁下に肋間動脈穿通枝を認める場合は一旦温存するが，最終的に皮弁移動の妨げになる場合は焼灼処理し，そうでない場合は皮弁に含めて挙上した方が皮弁血流が安定する.

　TDAP-sc flap により，OPBCS を行った症例を提示する(図7). 上述の方法を行うことによって，B-D区域まで再建が可能であった.

まとめ

　胸背動静脈の解剖と，recipient vessels としての胸背動静脈の利用，TDAP flap について述べた. いずれの場合においても，術前検査にて血管の評価を行うことが重要である. また血管の剝離剖出の際には，最初に中枢側で胸背動静脈を確保した上で，末梢側に向けて unroofing を行い全体の血管走行を明らかにすることで，血管を損傷することなく安全に剝離剖出を行うことができる.

参考文献

1) 武石明精ほか：【形成外科 ADVANCE シリーズ Ⅱ-5 乳房・乳頭の再建と整容：最近の進歩】遊離腹直筋皮弁による乳房再建. 克誠堂出版, 60-70, 2010.
　Summary　遊離腹直筋皮弁での再建における移植床血管の選択について詳細に記載されている.
2) 島田賢一ほか：【Step up! マイクロサージャ

リー—血管・リンパ管吻合，神経吻合応用編—】乳房再建における血管吻合のコツ．PEPARS. **128**：37-45，2017.
Summary　内胸動静脈と胸背動静脈それぞれの recipient vessels としての利点，欠点についてまとめた論文．

3）吉田麻理子ほか：自家組織移植による乳房再建・遊離皮弁移植に対する移植床血管選択のアルゴリズム．日形会誌．**32**：715-719，2012.
Summary　移植床血管選択のアルゴリズムを作成し報告した論文．

4）Moran, S. L., et al.：An outcome analysis comparing the thoracodorsal and internal mammary vessels as recipient sites for microvascular breast reconstruction：a prospective study of 100 patients. Plast Reconstr Surg. **111**(6)：1876-1882, 2003.
Summary　Recipient vessels として内胸動静脈と胸背動静脈を比較した論文．

5）Feng, L. J., et al.：Recipient vessels in free-flap breast reconstruction：a study of the internal mammary and thoracodorsal vessels. Plast Reconstr Surg. **99**(2)：405-416, 1997.
Summary　それぞれの recipient vessels と皮弁の血管径を計測し，適応について検討した論文．

6）Banwell, M., et al.：The thoracodorsal artery and vein as recipient vessels for microsurgical breast reconstruction. Ann Plast Surg. **68**(5)：542-543, 2012.
Summary　Recipient vessels として胸背動静脈が優れていると報告した論文．

7）Angrigiani, C., et al.：Latissimus dorsi musculocutaneous flap without muscle. Plast Reconstr Surg. **96**：1608-1614, 1995.

8）佐武利彦ほか：乳房再建（広背筋皮弁・胸背動脈穿通枝皮弁）．皮弁外科・マイクロサージャリーの実際．文光堂，212-215，2010.

9）Hamdi, M., et al.：Surgical technique in pedicled thoracodorsal artery perforator flaps：a clinical experience with 99 patients. Plast Reconstr Surg. **121**(5)：1632-1641, 2008.
Summary　TDAP flap による再建を行った 99 症例から，TDAP flap の特徴と手術手技について報告した論文．

10）Miyamoto, S., et al.：Septocutaneous thoracodorsal artery perforator flaps：a retrospective cohort study. J Plast Reconstr Aesthet Surg.

72：78-84, 2019.
Summary　TDAP-sc について，胸背動脈，前鋸筋枝，広背筋枝から出るものに分類し，走行および存在率について報告した論文．

11）Thomas, B. P., et al.：The vascular basis of the thoracodorsal artery perforator flap. Plast Reconstr Surg. **116**(3)：818-822, 1995.

12）Mun, G. H., et al.：Impact of perforator mapping using multidetector-row computed tomographic angiography on free thoracodorsal artery perforator flap transfer. Plast Reconstr Surg. **122**：1079-1088, 2008.
Summary　TDAP の穿通部位が 2 か所に集中していること，それを利用し 2 皮島で皮弁を挙上できることを報告した論文．

13）岡崎　睦ほか：広背筋皮弁．形成外科治療手技全書Ⅱ形成外科の基本手技 2．克誠堂出版，192-199，2017.

14）園尾博司ほか：乳癌腋窩郭清時の神経損傷．臨外．**66**(3)：292-299，2011.

15）Sahovaler, A., et al.：Variations of the thoracodorsal axis：application for scapular tip free flap harvesting. Oral Maxillofac Surg. **26**：619-623, 2022.
Summary　手術症例 40 例から解析した胸背動静脈の走行と分岐についての論文．

16）川井啓太ほか：乳房再建における移植床血管としての胸背動静脈前鋸筋枝の有用性．日マイクロ会誌．**25**(4)：201-206，2012.
Summary　Recipient vessels として前鋸筋枝を使用することについて報告した論文．

17）Taylor, E. M., et al.：Serratus branch as recipient vessel for microvascular tissue transfer in breast reconstruction. Plast Reconstr Surg Glob Open. **1**(7)：e58, 2013.

18）波利井清紀：マイクロサージャリーの基本手技．克誠堂出版，48-50，2015.

19）Riot, S., et al.：A systematic review and meta-analysis of double venous anastomosis in free flaps. Plast Reconstr Surg. **136**(6)：1299-1311, 2015.

20）Kim, J. T., et al.：Two options for perforator flaps in the flank donor site：latissimus dorsi and thoracodorsal perforator flaps. Plast Reconstr Surg. **115**(3)：755-763, 2005.
Summary　TDAP-sc の利点について報告した論文．

PEPARS　No.201：64-73, 2023

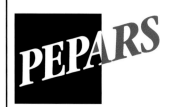

◆特集／皮弁・筋皮弁による乳房再建：適応と手術のコツ

下腹部瘢痕症例における腹部皮弁

佐々木正浩*1　関堂　充*2

Key Words：乳房再建(breast reconstruction)，帝王切開瘢痕(caesarean section scar)，下腹部皮弁(abdominal flap)，ICG 蛍光血管造影(indocyanine green fluorescence imaging)，皮弁内吻合(in-flap anastomosis)

Abstract　帝王切開瘢痕などの下腹部瘢痕，特に正中瘢痕を持つ患者に，遊離深下腹壁動脈穿通枝皮弁(以下，DIEP)，有茎腹直筋皮弁(以下，TRAM)などの腹部皮弁を用いて乳房再建を行う場合，瘢痕を越えた領域の血流の不確実性などから，皮弁のデザインの工夫や血管付加吻合が必要になることがある．

下腹部瘢痕がある症例の皮弁の血行動態，片側血管茎か両側血管茎かの選択の基準，両側血管茎で安全に血管付加吻合を行う手術のコツなどを中心に述べる．

帝王切開正中瘢痕例では Zone Ⅱ尾側の血流が不良であり，術中 ICG 蛍光血管造影所見を踏まえ，皮弁デザインの工夫，血管付加吻合により十分な皮弁量を用いて乳房再建を行うことが可能である．

はじめに

帝王切開瘢痕などの下腹部瘢痕，特に正中瘢痕を持つ患者に，遊離深下腹壁動脈穿通枝皮弁(以下，DIEP)，有茎腹直筋皮弁(以下，TRAM)などの腹部皮弁を用いて乳房再建を行う場合，瘢痕を越えた領域の血流の不確実性などから，皮弁のデザインの工夫や血管付加吻合が必要になることがある[1]．

今回自験例をもとに，下腹部瘢痕がある症例の皮弁の血行動態，片側血管茎か両側血管茎かの選択の基準，両側血管茎で安全に血管付加吻合を行う手術のコツなどを中心に述べる．

*1 Masahiro SASAKI, 〒305-8575　つくば市天王台 1-1-1　筑波大学医学医療系形成外科，病院講師
*2 Mitsuru SEKIDO, 同，教授

下腹部正中瘢痕がある症例の皮弁の血行動態

腹部の血行動態は Moon & Taylor や三鍋らの屍体標本を用いた血管造影により詳細に報告されており[2)3)]，下腹部正中を越えた血管茎と対側への血流，すなわち Zone Ⅰ から Zone Ⅱ への血流は choke 吻合により血流が担保され，Zone Ⅳ は血流不良となる．自験例でも下腹部に瘢痕のない症例の DIEP の術中 ICG 蛍光血管造影では，内側列穿通枝を使用した場合 choke 吻合を介する Zone Ⅱ までの造影にとどまることが多く，また Zone Ⅱ の尾側も大部分の症例で造影された[4)]．しかし自験例の帝王切開正中瘢痕のある TRAM，DIEP 症例の術中 ICG 蛍光血管造影では，Zone Ⅱ の頭側は造影されるものの，尾側の造影が不良な症例が多かった(図1)．自験例の瘢痕がない症例における Zone Ⅱ の造影所見からも，野平の指摘にもあるように[5)]，瘢痕を越えて直接 choke 吻合するのは難しいと考えられた．

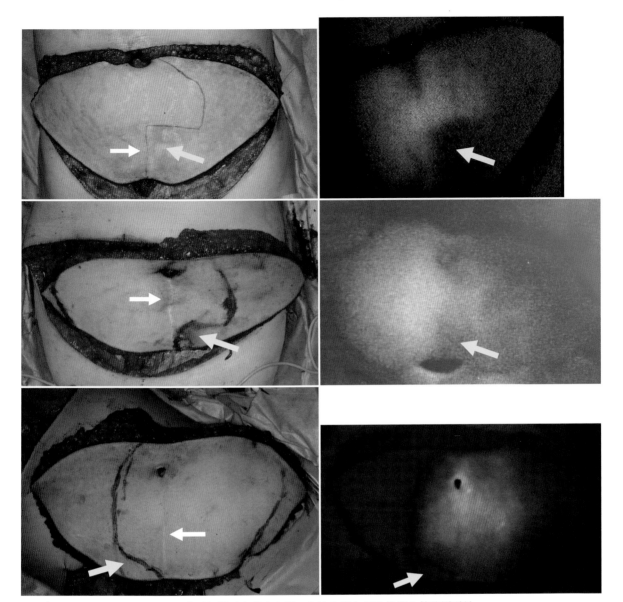

<table>
<tr><td>a①</td><td>a②</td></tr>
<tr><td>b①</td><td>b②</td></tr>
<tr><td>c①</td><td>c②</td></tr>
</table>

図 1. 帝王切開正中瘢痕症例における術中 ICG 蛍光血管造影所見

臨床写真では造影・非造影境界部をマーキングしている．いずれの症例も Zone Ⅱ尾側の造影不良を認める．白色矢印：正中瘢痕，黄色矢印：瘢痕の尾側の Zone Ⅱが造影不良

a：症例1：① 臨床写真，右側血管茎 TRAM，② ICG 蛍光血管造影画像
b：症例2：① 臨床写真，右側血管茎 TRAM，② ICG 蛍光血管造影画像
c：症例3：① 臨床写真，左側血管茎 DIEP，② ICG 蛍光血管造影画像

（文献1より引用，一部改変）

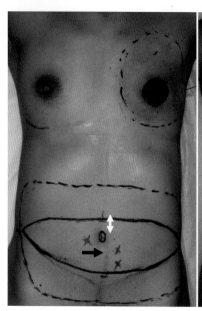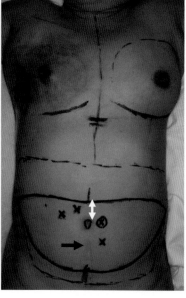

b

図 2.
帝王切開正中瘢痕症例における皮弁デザインの工夫
臍よりも 1～3 cm 程度頭側を皮弁に含めるデザイン. 白色矢印:臍の頭側皮弁部, 黒色矢印:正中瘢痕
　a:右側血管茎 TRAM
　b:左側血管茎 DIEP

腹部皮弁デザインの工夫

帝王切開正中瘢痕症例において皮弁生着範囲を広げるために,皮弁デザインの工夫が有効である.皮弁デザインでは皮弁を上外側に延長して増量する方法や皮弁を瘢痕より頭側にデザインする方法などが報告されている[6)～8)].我々は臍よりも 1～3 cm 程頭側までを皮弁に含めるデザインを行い,瘢痕部以外の choke 吻合ができる部位を増加させている(図 2).症例により正中瘢痕の長さや穿通枝の位置の違いがあり,厳密な比較検討はできていないが,臍上を皮弁に含めることによりZone Ⅱの血流不良部位は相対的に減少している印象がある.ただし術後の腹部縫合線が頭側に偏位しすぎない範囲で行うように注意している.

穿通枝の選択の工夫

我々は DIEP では内側列の最も優位な穿通枝を含める single-perforator DIEP flap としているが,穿通枝を複数本にすることで対側の血流支配領域が広がる可能性も考えられる.武石は PMB(proximal medial branch:下腹壁動脈の最も中枢から分岐し正中に向かって走行する枝)や内側に位置する multi-direction type の穿通枝を複数含めることで,pedicle と反対側の血流支配領域が広がると報告している[9)].帝王切開正中瘢痕症例で

は瘢痕の長さや瘢痕部以外の choke 吻合ができる部位の影響があるが,穿通枝を複数本にすることで血流支配領域が広がる可能性がある.

片側血管茎か両側血管茎かの選択の基準

下腹部全体の組織を利用するための方法としては,double bipedicled TRAM,supercharged TRAM,bipedicled DIEP などがある[5)].我々はTRAM では皮弁採取部の犠牲を最小限にするために double bipedicled TRAM ではなく対側血管茎への付加吻合(supercharged TRAM)を第 1 選択としている.また DIEP では皮弁の自由度が高く,血管吻合も比較的容易な皮弁内吻合を第 1 選択としている.血管付加吻合を行うかどうかに関して明確な基準はないが,DIEP の場合,① 必要な皮弁量を想定する,② 術前 CT,超音波などで穿通枝の走行を確認し,皮弁内吻合が予想される場合,血管の走行にてどの枝に対側の血管を吻合するか計画しておく,③ 手術では両側の穿通枝を剝離し,主血管茎の血流を保ったまま対側血管茎をクランプした状態(主血管茎血流のみあり)とクランプを解除した状態(両側血管茎血流あり)でICG 蛍光血管造影検査を行い,それぞれの皮弁血流範囲をマーキングする,④ 必要な皮弁量とマーキング部を照らし合わせ,皮弁内吻合が必要か検討する,の手順で決定している(図 3).

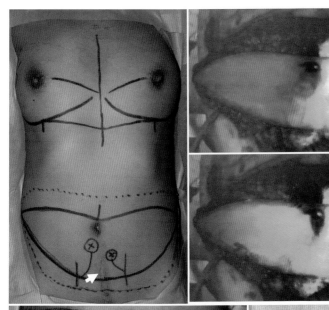

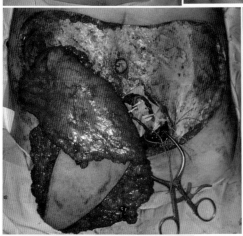

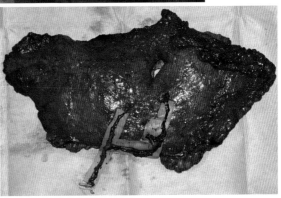

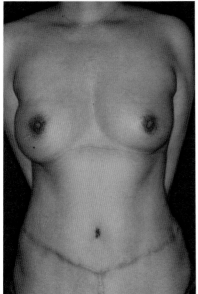

a b c d e f の配置図

図 3.
Bipedicled DIEP 例
皮弁内吻合決定までのプロセス
46 歳，右乳癌(T2N1M0 Stage ⅡA)．帝王切開正中瘢痕症例．右乳頭乳
輪温存乳房切除＋腋窩郭清＋DIEP(皮弁内吻合)

 a：術前デザイン．腹部皮下脂肪が薄いため，皮弁は Zone Ⅱ・Ⅳ まで
  必要であった．術前 CT，超音波を参考に，穿通枝をマーキングし
  た．左側を主血管茎とした．デザインでは臍上を皮弁に含めている．
  矢印：正中瘢痕
 b：術中 ICG 蛍光血管造影画像(右側血管茎クランプ)．左側血管茎血
  流(＋)，右側血管茎血流(－)．Zone Ⅱ・Ⅳ は造影されなかった．
 c：術中 ICG 蛍光血管造影画像(右側血管茎クランプ解除)．左側血管
  茎血流(＋)，右側血管茎血流(＋)．Zone Ⅱ・Ⅳ はすべて造影された．
 d，e：皮弁内吻合．Zone Ⅱ・Ⅳ が必要であったため，b，c を参考に
  皮弁内吻合を行った．左側血管茎の血流を保ったまま，皮弁を反転さ
  せ吻合を行った(d)．左側血管茎外側枝遠位端と右側深下腹壁動静脈
  を動静脈ともに 1 本ずつ吻合した(e)．
 f：術後 1 年 10 か月．皮弁は全生着した．
(文献 1 より引用，一部改変)

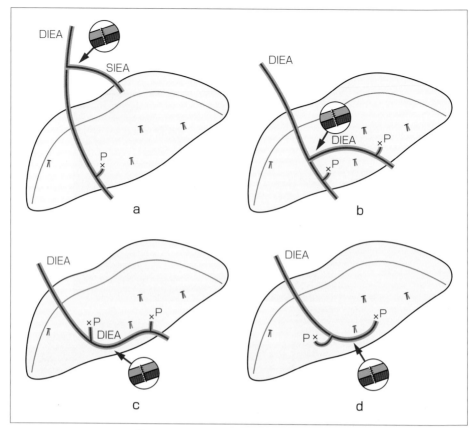

図 4. DIEP における皮弁内吻合パターン

a：DIEAP/SIEA flap
b：DIEAP/DIEAP flap. DIE 血管茎を対側の DIE 血管茎の側枝に吻合
c：DIEAP/DIEAP flap. DIE 血管茎を対側の DIE 血管茎の末梢側に吻合
d：DIEAP/P
※矢印：吻合部
※ P：perforator
※ SIEA：superficial inferior epigastric artery
※ DIEA（P）：deep inferior epigastric artery（perforator）

（文献 11 より引用，一部改変）

両側血管茎で安全に血管付加吻合を行う 手術のコツ

　Bipedicled DIEP における皮弁内吻合は Blondeel ら[10]が両側の深下腹壁動脈（DIEA）間での端側吻合，深下腹壁静脈（DIEV）2 本は Y 字形成した橈側皮静脈に吻合する方法を最初に報告した．その後 Hamdi ら[11]は bipedicled DIEP における皮弁内血管吻合パターンを分類（図 4）し，主血管茎とは対側の穿通枝を近位から遠位まで様々な部位で吻合している．その中で Hamdi らは安全に皮弁内吻合を行うため，また乳房形態形成のための皮弁自由度を担保するために，血管茎が長く，血管径も大きい両側 DIEA 間での皮弁内吻合（図 4-b）を勧めている．

　一方，supercharged TRAM は TRAM の皮弁血流範囲を拡大させる術式として Harashina ら[12]が最初に報告し，浅下腹壁動静脈（SIEA・V）や DIEA・V を胸背動静脈や鎖骨下動静脈に付加吻合している．その中で supercharged TRAM の利点は高度の瘢痕化など血管吻合が困難な症例でも有茎で血流が担保されている点，また double

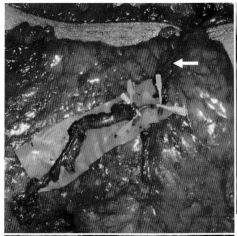
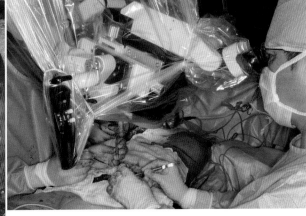
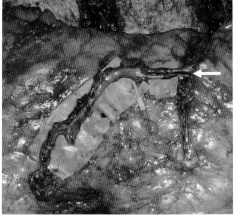

図 5.
Bipedicled DIEP における皮弁内吻合例
　　a：皮弁内吻合前．左 DIEA・V の血流を保ったまま，皮弁を
　　　尾側に反転．黄色血管クランプは動脈，緑色血管クランプは
　　　静脈をクランプしている．白色矢印：左 DIEA・V
　　b：皮弁内吻合時の様子．皮弁を尾側に反転させた状態で顕微
　　　鏡下に血管付加吻合
　　c：皮弁内吻合後．左 DIEA・V の外側枝に右 DIEA・V を端々
　　　吻合した．緑色血管クランプは右 DIEV の 2 本目をクランプ
　　　している．白色矢印：左 DIEA・V の外側枝分岐部

pedicled TRAM よりも自由度があり，筋体を両側犠牲にしない点などを挙げている．

A．Bipedicled DIEP

　我々は bipedicled DIEP において皮弁内吻合を行う場合，付加吻合部位までの距離や血管吻合部の口径差も考慮しつつ，血管吻合や乳房形成の自由度を担保するために，主血管茎対側の DIEA・V も余裕をもって剝離している．しかし，根部まで剝離すると口径差が大きくなるので，対側の分枝に届く程度にとどめた方がよい．穿通枝は内側列の有意な 1 本を選択することが多く，主血管茎の外側枝分岐部に対側の DIEA・V 近位端を端々吻合している．外側枝分岐部より近位のより太い分岐部（proximal medial branch[8]）を選択するのもよいが，その場合は対側 DIEA・V の剝離は基部まで行う必要がある．皮弁の阻血時間を最小限にするため，また皮弁内吻合後にも ICG 蛍光血管

造影検査で皮弁血流を確認するために，主血管茎の血流は保ったまま皮弁内吻合を行っている．主血管茎外側枝をクランプし，皮弁を腹部で反転させて顕微鏡下に皮弁内血管吻合を行う（図 5）．主血管茎の外側枝分岐部と対側 DIEA・V 近位端では血管の口径差があり，特に静脈の口径差が大きいことが多い．対側 DIEA・V の剝離は対側に届く程度にとどめるが，口径差が解消できない時は fish mouth などの血管断端の処理を行い口径差の調整を適宜行う．Zone Ⅱ・Ⅳ側の静脈灌流が悪い場合は Zone Ⅱ・Ⅳ側の SIEV をドレナージに使用することがある．SIEV はドレナージに使用したり，静脈移植などに使用可能であるため，皮弁挙上時に出来るだけ長く採取しておく．皮弁内吻合後は再度 ICG 蛍光血管造影検査を行い，造影される範囲の拡大を確認している．しかし自験例の DIEP の皮弁内吻合症例において，主血管茎の

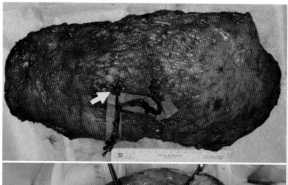

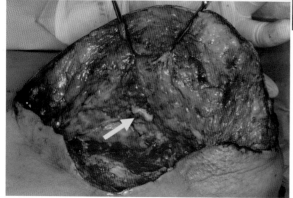

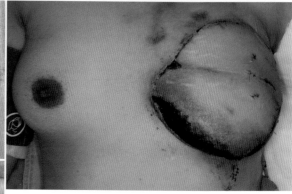

図 6.
皮弁部分壊死例（皮弁内吻合例）
　a：皮弁内吻合．左 DIEA・V の外側枝分岐部に右
　　DIEA・V を吻合した．矢印：血栓形成部位
　b：Zone Ⅲ部分壊死
　c：血栓形成部．左 DIEA・V の皮弁流入部に血栓
　　形成を認めた（矢印）．

（文献 1 より引用，一部改変）

皮弁流入部に血栓が生じて，Zone Ⅲの部分壊死を経験したことがある（図 6）．原因は血管茎のねじれが疑われ，島田の指摘にもあるように皮弁内吻合症例では血管茎のねじれ，牽引に十分注意する必要がある[13]．実際には吻合する主血管茎の枝はクランプしておき，吻合前に一度外して出血を確認し，ねじれがないかどうかを確認しておく．また対側血管茎はクランプの重さでねじれていることがあるため，一度クランプを外してねじれをとっておく．

B．Supercharged TRAM

最近では我々は TRAM を第 1 選択にすることは少ないが，移植床血管の制限などにより DIEP が選択しにくい症例で，皮弁血流範囲を拡大する必要がある場合は，DIEA・V を利用した supercharged TRAM を選択している．元来は対側の筋体も付着させて挙上するものであるが，対側の筋体の損傷を最小限にするため，我々は対側は穿通枝のみとして挙上している．

Supercharged TRAM では付加吻合先を皮弁外に求めるため，筋体と対側の DIEA・V は基部まで長く剝離する必要がある．付加吻合先は胸背動静脈系または内胸動静脈が選択しやすい．胸背動

静脈系の場合，前鋸筋枝が使用できれば血管茎の長さも稼げ，かつ広背筋皮弁も温存できるメリットがあるが，DIEA・V との血管口径差は大きいことが多い．外側切開や下溝切開の nipple-sparing mastectomy（NSM）では切開線を延長して胸背動脈系が選択しやすく，傍乳輪切開の NSM では切開線の延長により内胸動静脈が選択しやすい．筋体と DIEA・V の剝離後は bipedicled DIEP の際の ICG 蛍光血管造影検査と同様に，皮弁血流範囲（supercharge する DIEA・V のクランプ後，クランプ解除後）を確認し，マーキングする．DIEA・V を切断した後，皮下トンネルに皮弁を通し，胸部に皮弁配置した後に付加吻合を行う（図 7）．

下腹部横切瘢痕症例

Mahajan らは DIEP において，下腹部横切開症例では太い穿通枝の数が有意に多く，SIEA・V の切断による delay 効果が影響し，皮弁の血流は良好であろうと報告している[14]．自験例の帝王切開横切瘢痕例では術中 ICG 蛍光血管造影において，Zone Ⅱは頭尾側ともに良好に造影された．しかし卵巣嚢腫術後の横切瘢痕例において術前造影 CT で DIEA・V の途絶を認めた経験があり（図 8），帝王

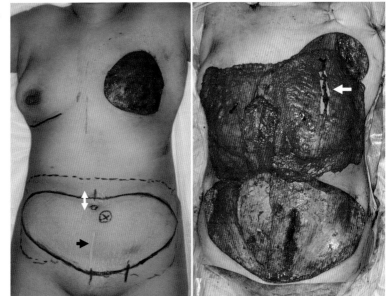

図 7.
Surpercharged TRAM 例
  a：左乳房切除後
    右 TRAM を挙上し，左 DIEA・V に
    付加吻合する計画．臍よりも頭側を皮
    弁にわずかに含めている（白色矢印）．
    黒色矢印：正中瘢痕
  b：TRAM を頭側に反転後
    左 DIEA・V（白色矢印）を基部まで剝
    離した．
  c：皮弁移動，付加吻合後
    左 DIEA・V を左胸背動静脈前鋸筋枝
    に端々吻合した（白色矢印）．

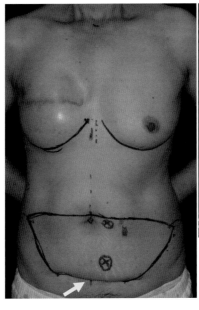

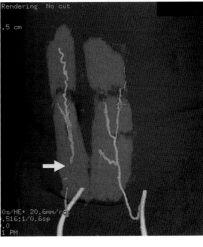

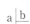

図 8.
深下腹壁動脈の途絶例
卵巣嚢腫横切瘢痕症例
  a：術前
    矢印：横切瘢痕
  b：術前造影 CT
    右 DIEA・V の途絶（矢印）を認め
    たため左側血管を選択した．
              （文献 1 より引用）

切開横切瘢痕では DIEA・V の損傷は通常は認めないが，手術歴の詳細な聴取，術前 CT が重要と考えられた．

合併症

Parrett らは DIEP において，下腹部瘢痕症例では創の離解などの皮弁採取部の合併症は有意に高かったが，皮弁全壊死などの重大な合併症発生率に有意差はなかったと報告している[15]．自験例では皮弁採取部の合併症は TRAM のヘルニア 1 例のみであったが，前述の DIEP における皮弁内吻合例の Zone Ⅲ 部分壊死，また TRAM の血管付加吻合例における Zone Ⅱ の部分壊死を認めた．この TRAM 症例は血管付加吻合部の閉塞が原因と推測された．したがって血管付加吻合例では血管茎の牽引，ねじれに注意することのみならず，血管付加吻合のリスクが高い症例や不可能な症例では，健側の乳房縮小を行い hemi-flap で再建するなどの方法[8]も 1 つの選択肢となる．

まとめ

帝王切開正中瘢痕症例では Zone Ⅱ 尾側の血流が不良であり，術中 ICG 蛍光血管造影検査を踏まえ，皮弁デザインの工夫，血管付加吻合などにより十分な皮弁量を用いて乳房再建を行うことが可能である．

参考文献

1) 佐々木正浩ほか：帝王切開瘢痕のある下腹部皮弁での乳房再建症例の検討．Oncoplastic Breast Surg. **6**：36-43, 2021.
   Summary 帝王切開瘢痕のある患者に TRAM, DIEP で乳房再建を施行する際の工夫，注意点．
2) Moon, H. K., Taylor, G. I.：The vascular anatomy of rectus abdominis musculocutaneous flaps based on the deep superior epigastric system. Plast Reconstr Surg. **82**：815-832, 1988.
   Summary 深上下腹壁動脈の筋体内分岐タイプ，腹壁の血流支配域に関して．
3) 三鍋俊春ほか：乳房再建における TRAM・DIEP 皮弁，広背筋皮弁の皮膚・皮下組織の拡大付着は

どこまで安全か—血管解剖の検討．日マイクロ会誌．**19**：415-422, 2006.
   Summary 皮島・皮下脂肪の血行上，安全な拡大域と筋体の減量・温存法に関して．
4) 埴原弘直ほか：インドシアニングリーン蛍光造影法を用いた乳頭乳輪温存乳房切除後の皮膚血流および再建遊離皮弁血流の検討．日形会誌．**42**：165-173, 2022.
   Summary ICG を用いた NSM 後の mastectomy flap の血流および DIEP の血流に関して．
5) 野平久仁彦：下腹部皮弁による乳房再建．乳房再建カラーアトラス．矢永博子，野平久仁彦編．13-111，永井書店，2008.
   Summary 下腹部皮弁の解剖・詳細な手術手技に関して．
6) Yamada, A., et al.：Breast reconstruction with the free TRAM flap after breast cancer surgery. J Reconstr Microsurg. **8**：1-6, 1992.
   Summary 34 例の free TRAM flap 症例に関して．
7) Takeishi, M., et al.：TRAM flaps in patients with abdominal scars. Plast Reconstr Surg. **99**：713-722, 1997.
   Summary 腹部瘢痕のある TRAM flap 46 症例に関して．
8) 野平久仁彦ほか：困難な条件下における下腹部皮弁を用いた乳房再建．日マイクロ会誌．**19**：423-430, 2006.
   Summary 多くの組織量を必要とする例や腹部正中瘢痕例などに対する対処法に関して．
9) 武石明精：【外科系医師必読！形成外科基本手技 30—外科系医師と専門医を目指す形成外科医師のために—】腹直筋皮弁・下腹壁動脈穿通枝皮弁．PEPARS. **159**：241-249, 2020.
   Summary Multi-perforators DIEP flap の有用性に関して．
10) Blondeel, P. N., Boecks, W. D.：Refinements in free flap breast reconstruction：the free bilateral deep inferior epigastric perforator flap anastomosed to the internal mammart artery. Br J Plast Surg. **47**：495-501, 2004.
   Summary 両側茎 DIEP に皮弁内吻合を施行した報告．
11) Hamdi, M., et al.：Double-pedicle abdominal perforator free flaps for unilateral breast reconstruction：new horizons in microsurgical tissue transfer to the beast. Plast Reconstr Surg. **60**：904-912, 2007.

Summary　乳房再建における下腹部遊離皮弁での皮弁内吻合の有用性に関して.

12）Harashina, K., et al.：Augmentation of circulation of pedicled transverse rectus abdominis musculocutaneous flaps by microvascular surgery. Br J Plast Surg. **40**：367-370, 1987.
Summary　Supercharged TRAM に関して.

13）島田賢一：【Step up! マイクロサージャリー─血管・リンパ管吻合，神経縫合応用編─】乳房再建における血管吻合のコツ．PEPARS. **128**：37-45，2017.
Summary　乳房再建における血管吻合のコツ，注意点に関して.

14）Mahajan, A. L., et al.：Are Pfannenstiel scars a boon or a curse for DIEP flap breast reconstructions? Plast Reconstr Surg. **129**：797-805, 2012.
Summary　Pfannenstiel 切開症例では delay 効果により DIEP の皮弁血流は良好であった.

15）Parrett, B. M., et al.：DIEP flaps in women with abdominal scars：are complication rates affected? Plast Reconstr Surg. **121**：1527-1531, 2008.
Summary　下腹部瘢痕症例の DIEP における合併症に関して.

PEPARS No.201：74-80，2023

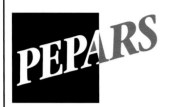

◆特集／皮弁・筋皮弁による乳房再建：適応と手術のコツ

乳房再建の recipient vessel：内胸動静脈

赤澤　聡[*1]　有川真生[*2]　景山大輔[*3]

Key Words：乳房再建(breast reconstruction)，遊離組織移植(free flap transfer)，内胸動脈(internal mammary artery)，内胸静脈(internal mammary vein)

Abstract 　近年，遊離皮弁移植による乳房再建が広く行われるようになってきた．安全な遊離皮弁移植には，良好な移植床血管を選択することが重要であるが，乳房再建においては様々な利点を有している内胸動静脈が頻用されるようになってきている．内胸動静脈は，既往乳房切除や放射線治療による影響が少なく，解剖学的にも変異が少ないという特徴がある．また，前胸部に位置していることで術者・助手ともに吻合操作がしやすく，血管径も深下腹壁動静脈と口径差が少ないなどの利点を有している．しかし，内胸動静脈を露出するには，ある程度の経験が必要である．安全な乳房再建のためには，安全で安定した内胸動静脈の露出手技を身につける必要がある．また，稀ではあるが，内胸動静脈が使用できず，移植床血管を変更しなければならないこともあるため，その他の移植床血管の露出方法についても習熟しておく必要がある．

はじめに

　遊離皮弁移植による乳房再建術を安全に行うためには，良好な移植床血管を選択することが最も重要である．胸部において乳房再建術で使用が可能な移植床血管には，内胸動静脈の他に胸背動静脈，外側胸動静脈，胸肩峰動静脈などがある[1)~7)]．以前は乳房切除に伴い腋窩郭清が行われることが多かったため，1次再建では郭清により露出されている胸背動静脈がよく用いられていた．しかし，現在ではセンチネルリンパ節生検が広く行われるようになり，必ずしも胸背動静脈が露出され

ないため，様々な利点を有している内胸動静脈を第1選択とする施設も増えてきている[2)3)]．

　今回は，遊離皮弁による乳房再建術において内胸動静脈を安全に使用するために必要な解剖学的特徴と当院における実際の内胸動静脈の露出方法について述べる．

内胸動静脈の特徴

　内胸動静脈は，乳房再建における移植床血管として様々な利点を有している．1つは，内胸動静脈は，骨性胸郭内に存在し，既往の乳房切除や乳房全切除後放射線療法(PMRT；postmastectomy radiation therapy)などの影響を受けづらく[2)3)]，瘢痕を生じていることも少なく，安全に使用できることである．また，近年よく行われるようになった乳輪乳頭温存乳房全摘術(NSM；nipple-sparing mastectomy)や皮膚温存皮下乳腺全摘術(SSM；skin-sparing mastectomy)の皮膚切開で

*1 Satoshi AKAZAWA，〒104-0045　東京都中央区築地5-1-1　国立がん研究センター中央病院形成外科，科長
*2 Masaki ARIKAWA，同，医長
*3 Daisuke KAGEYAMA，同，医員

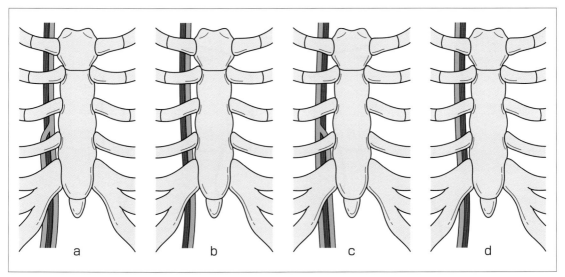

図 1. IMV の走行パターン[12]
a：type 1：静脈が動脈の内側を走行し，2 本の静脈に分岐するもの（69%）
b：type 2：静脈が動脈の内側を走行しているもの（26%）
c：type 3：静脈が動脈の外側を走行し，2 本の静脈に分岐するもの（3%）
d：type 4：静脈が動脈の外側を走行しているもの（2%）
（文献 12 より引用改変）

も前胸部に存在するため，アプローチが容易で顕微鏡下での吻合においても術者・助手ともに手術操作がしやすい．また，乳房形態を作成するにあたり，皮弁の配置の制限も少ないなどの利点がある．さらに動脈は鎖骨下動脈の第 1 分枝であるため，前述した他の移植床血管と比較して良好な血流を有していることである[8]．静脈についても鎖骨下静脈の中枢に流入することで呼吸性の陰圧が静脈のドレナージに効果があると言われている[9]．また，遊離皮弁による乳房再建術が失敗した時のために広背筋皮弁が温存できることも利点である．また，後述するように中枢側への順行性吻合だけでなく，末梢側への逆行性吻合も可能であり，うっ血時の追加静脈吻合や両側血管茎を吻合する必要がある場合の移植床血管の 1 つとしても使用できる．

解 剖

内胸動脈は鎖骨上約 2 cm で，両側とも鎖骨下動脈第 1 部の下面より起始し，胸郭に向かい下行する．胸郭内では，胸骨外側縁の 1～2 cm で第 1～6 肋軟骨と内肋間筋の裏面を下行する．その後，第 6, 7 肋軟骨レベルで上腹壁動脈と筋横隔動脈とに分岐する．静脈は少なくとも 1 本の内胸静脈が伴走しており，鎖骨下静脈に流入する[10]．Hefel ら[11]の屍体解剖による検討では，胸骨縁から内胸動脈までの距離は，右側で平均 14.91 mm（10.00～22.25 mm），左側で平均 14.5 mm（10.00～22.15 mm）と報告されている．また，動脈径は，右側で平均 1.88 mm（1.03～2.55 mm），左側で平均 1.76 mm（0.99～2.33 mm）で，左右の口径に有意差はなかった．一方で，静脈径は，右側は平均 2.34 mm（1.27～4.45 mm），左側は平均 1.68 mm（0.64～2.87 mm）で左側が有意に細かった．また，内胸静脈は第 3～4 肋間の間で 48% が分岐しており，分岐している場合には，内側の静脈が太いとされている．Arnez ら[12]の報告によると静脈が動脈の内側を走行しているタイプ（type 1 と type 2）が 95% とされている（図 1）．

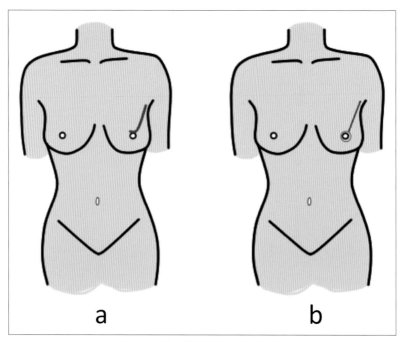

図 2. 1次1期再建時の皮膚切開
a：乳輪乳頭温存皮下乳腺全摘術(NSM)の皮膚切開
b：皮膚温存皮下乳腺全摘術(SSM)の皮膚切開

内胸動脈露出

　2次再建や2期再建では，乳房切除時の皮膚切開で内胸動静脈の露出および血管吻合を行うことができる．一方で1次1期再建では，NSM や SSM の場合に，外側切開を選択すると内胸動静脈へのアプローチが難しくなる．そのため1次1期再建の場合，当院では NSM であれば乳輪縁頭側から腋窩方向へ伸ばした皮膚切開(図 2-a)，SSM であればラケット型の皮膚切開で乳房切除を行っている(図 2-b)．内胸動静脈を露出する際に，肋軟骨を切除するかどうかは施設により異なると思われる．肋軟骨を温存して内胸動静脈を露出するか，もしくは内胸動静脈穿通枝を移植床血管とすることで軟骨切除による痛みや術後の肋軟骨切除部の陥凹変形などを避けることができる[13)14)]．肋間が十分に広い症例や太い内胸動静脈穿通枝が認められる症例では，肋軟骨を温存した露出が可能である．しかし，一方で肋軟骨のみの切除であれば疼痛が問題にならないと言われていること[2)]や肋軟

骨切除部に皮弁を配置することで陥凹変形は予防できるため，我々は切除の影響は大きくないと考えている．そのため当院では，安全に血管が露出でき，吻合をしやすいように第3肋軟骨を胸骨縁より約3cm切除して第2肋骨下縁～第4肋骨上縁までの範囲で内胸動静脈を露出し，剥離している．また，内胸動静脈には，穿通枝や肋間動静脈吻合枝などの細い分枝が多く存在しているため，安全に露出・剥離を行うため，拡大鏡下もしくは顕微鏡下での操作が勧められる．

術前評価

　術前評価は，造影 CT またはカラードップラーエコーを用いて行う．検査では，第2～第4肋骨上縁までの範囲で動静脈の本数，動静脈径および胸骨縁からの距離，分岐の有無を確認して手術時の参考とする．

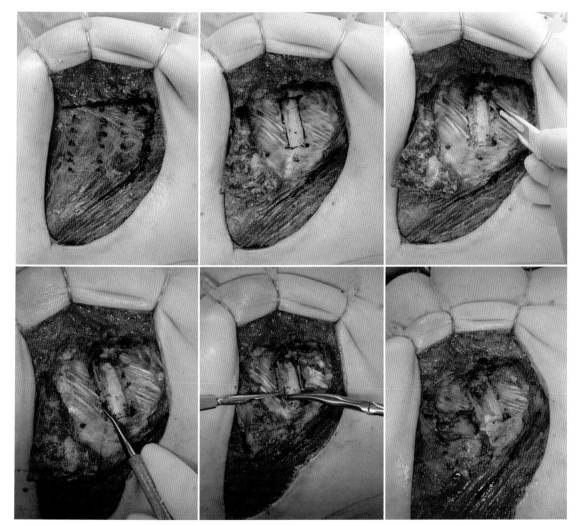

a	b	c
d	e	f

図 3. 内胸動静脈の露出方法 1(左：頭側, 右：尾側)

a：第 2 肋骨下縁から第 4 肋骨上縁までが出るように大胸筋を切開

b：胸骨縁から約 3 cm 肋軟骨を切除

c：軟骨膜を焼灼してからメスで切開

d：粘膜剝離子などを使用して裏面までしっかり剝離

e：リウエルで外側および内側を切離して肋軟骨を切除

f：肋軟骨切除後. 胸肋関節まで肋軟骨を切除

大胸筋切開(図 3-a, b)

　乳房皮膚を展開し, 第 2 肋骨から第 4 肋骨まで
が直視下に置けるようにする. まず, 大胸筋を切
開して肋軟骨を露出する. 当院では, 図 3 のよう
に大胸筋を切開して頭側に切り上げて反転し第 2
肋骨から第 4 肋骨をしっかりと露出するようにし
ている. この時に穿通枝の位置を確認しておき,
内胸動静脈露出時の穿通枝同定の指標とする.

肋軟骨切除(図 3-b〜f)

　第 3 肋軟骨を胸骨縁から外側に約 3 cm 切除す
る. まず, 肋軟骨膜からの出血を予防するために電
気メスを用いて肋軟骨膜を焼灼した後, 電気メス
を用いて肋軟骨膜を切開する(図 3-c). 切開した
部分より粘膜剝離子などを用いて軟骨膜下の剝離
を行う. 肋軟骨裏面を十分剝離したら, リウエル
などを用いて肋軟骨を切除する(図 3-d, e). 胸骨
側は血管剝離や血管吻合の妨げにならないように
胸肋関節面まで十分に肋軟骨を切除する(図 3-f).

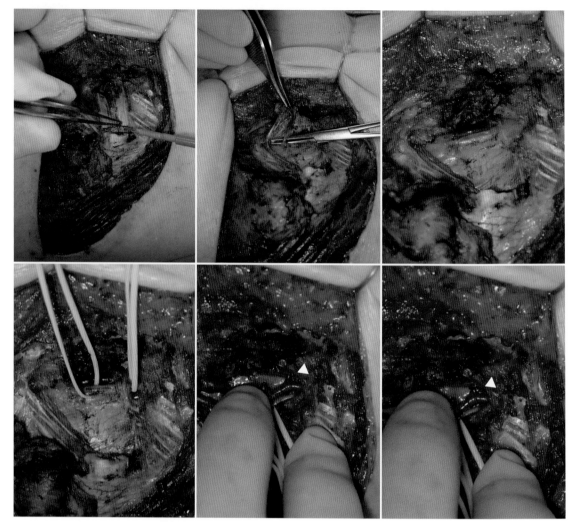

図 4. 内胸動静脈の露出方法 2（左：頭側，右：尾側）

a：外側で肋軟骨膜を切開

b：肋軟骨膜裏面，内肋間筋下で剝離．穿通枝を処理

c：肋軟骨膜切除後

d：血管テープで血管を確保して剝離操作を行う．

e：内胸静脈の分枝（白矢印）

f：少し離れて処理しておくと，open Y technique で使用できる．

a	b	c
d	e	f

肋軟骨膜切除（図 4-a～d）

　肋軟骨切除部の外側で壁側胸膜を損傷しないように注意しながら，頭尾方向に肋軟骨膜を切開する．その切開部より頭側・尾側で肋間筋を切離しながら肋軟骨膜直下（背側）および内肋間筋下を剝離していき，内胸動静脈を同定する．肋間では，内胸動静脈の腹側から穿通枝が分岐して肋間筋を貫いているため，注意しながら剝離を行う．また，第3肋軟骨レベルで内胸静脈に弁が存在している

ことがあり[15]，その部分は静脈壁が薄くなっているため，損傷しないように十分注意しながら軟骨膜と静脈の間を剝離する．この時点では，穿通枝の動静脈を一緒に処理するが，後で動静脈を別々に処理できるように本幹から少し離れたところで結紮処理する．内胸動静脈を越えて胸骨縁まで肋軟骨膜が剝離・挙上できたら血管吻合の妨げにならないように胸骨縁で肋間筋や肋軟骨膜を切除する．

内胸動静脈剥離（図 4-e，f）

外側の血管から剥離を行う．剥離は血管テープを用いて行う．血管テープを 2 か所でかけて，その間を剥離するようにすると，剥離操作中に出血があった場合でも直ぐにクランプし，出血をコントロールすることができる．血管周囲の剥離は，血管から少し離れたところで行うと出血した場合にも止血する余裕がとれるため安心であるとともに，後述するように血管吻合時に利用することができる．

剥離後は，塩酸パパベリンをかけ生食ガーゼで覆っておき血管が乾かないように注意する．

内胸動静脈使用時の注意点

解剖の項でも述べたが，内胸静脈は解剖学的に左側で有意に細いとされている．我々の経験でも，左側で静脈径が細いことが多い印象があり，少ないながら内胸動静脈から胸背動静脈へ移植床血管を変更した症例も経験している．実際の臨床例における報告でも，使用した自動吻合器のサイズに左右の静脈で有意差があると報告されている[16)~18)]．左右で術後の皮弁うっ血や皮弁壊死の発生率に有意差はないとの報告がある[16)17)]一方で，左側で静脈系のトラブルが多いと報告しているものもある[18)]．左側では静脈が細い場合もあることを考慮して術前評価を行っておく必要がある．我々の施設では，静脈端々吻合では自動吻合器を使用している．自動吻合器による吻合では，より小さな吻合器を使用する場合に血栓形成が多い可能性が示唆されている[19)]．そこで我々は，吻合器を使用する場合には，静脈分岐部を利用したopen Y technique[20)]で吻合を行うようにすることで，左側でもほとんどの症例で2.5 mm 以上の吻合器で吻合を行うことができている．また，open Y technique を用いることができるように内胸静脈剥離時の分枝の処理は，本幹から少し距離をとっておくようにするとよい．内胸静脈が細く吻合に適さない場合は，より高位の肋軟骨を切除して，より中枢で静脈を検索するか，吻合血管を胸背動静脈，胸肩峰動静脈，外側胸動静脈に変更する必要があ

る．また，静脈のみ外頚静脈や橈側皮静脈を反転して使用するなどして対応することも可能である．

逆行性吻合について

内胸動静脈は，肋間動静脈や左右の内胸動静脈間，上腹壁動静脈などとの吻合を有しているため，順行性吻合だけでなく，血管切離部の遠位端への逆行性吻合も可能である[21)~25)]．両側血管茎が必要な場合は，皮弁内吻合だけでなく，左右それぞれの血管茎を順行性，逆行性にも吻合することが可能である．また，皮弁のうっ血が認められた時の浅下腹壁静脈などとの追加吻合にも使用が可能である．以前は内胸静脈には弁が存在しないと言われていたが[26)]，近年の検討では，内胸静脈には 40~60% で静脈弁が存在していることが報告されている[9)21)25)]．弁の存在位置は，ほとんどの症例で第 2 肋間であるとされているが，第 3 肋間に 50% 存在したとする報告もある[15)]．また，複数弁が存在する場合には，逆行性のドレナージがない症例もあるため，安全に行うには術中のドップラーエコーやICGを用いた血流評価が必要である．

まとめ

内胸動静脈は，遊離皮弁による乳房再建を行うにあたり様々な利点を有しているよい移植床血管の 1 つである．しかし，使用できないこともあるためその時の対処法についても熟知しておく必要がある．

参考文献

1) Harashina, T., et al.：Breast reconstruction with microsurgical free composite tissue transplantation. Br J Plast Surg. **33**：30-37, 1980.
2) Nahabedian, M.：The internal mammary artery and vein as recipient vessels for microvascular breast reconstruction. Ann Plast Surg. **68**：537-538, 2012.
3) O'Neill, A. C., et al.：Usability of the internal mammary recipient vessels in microvascular breast reconstruction. J Plast Reconstr Aesthet Surg. **69**：907-911, 2016.
4) Banwell, M., et al.：The thoracodorsal artery and vein as recipient vessels for microsurgical

breast reconstruction. Ann Plast Surg. **68** : 542–543, 2012.

5) Guay, N. A. : The thoracodorsal vessels are advantageous, reliable, and safe recipient vessels for free abdominal flap breast reconstruction. Ann Plast Surg. **68** : 539–541, 2012.

6) Yamamoto, T., et al. : Thoracoacromial artery and vein as main recipient vessels in deep inferior epigastric artery perforator(DIEP)flap transfer for breast reconstruction. J Surg Oncol. **123** : 1232–1237, 2021.

7) Yang, L., et al. : The lateral thoracic vessels : A novel recipient site for breast reconstruction with DIEP flap. J Plast Reconstr Aesthet Surg. **72** : 1530–1536, 2019.

8) Lorenzetti, F., et al. : Intraoperative evaluation of blood flow in the internal mammary or thoracodorsal artery as a recipient vessel for a free TRAM flap. Ann Plast Surg. **46** : 590–593, 2001.

9) Mackey, S. P., Ramsey, K. W. D. : Exploring the myth of the valveless internal mammary vein— a cadaveric study. J Plast Reconstr Aesthet Surg. **64** : 1174–1179, 2011.

10) Murray, A. C. A., et al. : The anatomy and variations of the internal thoracic(internal mammary)artery and implications in autologous breast reconstruction : clinical anatomical study and literature review. Surg Radiol Anat. **34** : 159–165, 2012.

11) Hefel, L., et al. Internal mammary vessels : anatomical and clinical considerations. Br J Plast Surg. **48** : 527–532, 1995.

12) Arnez, Z. M., et al. : Anatomy of the internal mammary veins and their use in free TRAM flap breast reconstruction. Br J Plast Surg. **48** : 540–545, 1995.

13) Parrett, B. M., et al. : The rib-sparing technique for internal mammary vessel exposure in microsurgical breast reconstruction. Ann Plast Surg. **60** : 241–243, 2008.

14) Munhoz, A. M., et al. : Perforator flap breast reconstruction using internal mammary perforator branches as a recipient site : an anatomical and clinical analysis. Plast Reconstr Surg. **114** : 62–68, 2004.

15) Buffoli, B., et al. : Anatomical basis of retrograde thoracic veins flow and its implications in complex thoracic wall reconstructive surgery. Surg Radiol Anat. **44** : 1319–1328, 2022.

16) Hagiga, A., et al. : Internal mammary vein diameter–Is the left side really smaller? A study of 105 bilateral free flap breast reconstruction patients. J Plast Reconstr Aesthet Surg. **76** : 113–117, 2023.

17) Mauch, J. T., et al. : Does size matter : evaluating the difference between right and left internal mammary veins in free flap breast reconstruction. J Reconstr Microsurg. **35** : 677–681, 2019.

18) Chang, E. I., et al. : Demystifying the use of internal mammary vessels as recipient vessels in free flap breast reconstruction. Plast Reconstr Surg. **132** : 763–768, 2013.

19) Krijgh, D. D., et al. : Is there a difference in venous thrombosis rate in free flap anastomoses based on coupler diameter? A systematic review. Does size really matter? JPRAS Open. **30** : 74–83, 2021.

20) Akan, M., et al. : Increasing vessel diameter with the open Y technique for diameter discrepancy. J Reconstr Microsurg. **20** : 651–657, 2004.

21) Al-Dhamin, A., et al. : The use of retrograde limb of internal mammary vein in autologous breast reconstruction with DIEAP flap : anatomical and clinical study. Ann Plast Surg. **72** : 281–284, 2014.

22) Hernandez Rosa, J., et al. : Use of both antegrade and retrograde internal mammary vessels in the bipedicled deep inferior epigastric perforator flap for unilateral breast reconstruction. J Plast Reconstr Aesthet Surg. **70** : 47–53, 2017.

23) La Padula, S., et al. : Use of the retrograde limb of the internal mammary vein to avoid venous congestion in DIEP flap breast reconstruction : Further evidences of a reliable and time-sparing procedure. Microsurgery. **36** : 447–452, 2016.

24) Kerr-Valentic, M. A., et al. : The retrograde limb of the internal mammary vein : an additional outflow option in DIEP flap breast reconstruction. Plast Reconstr Surg. **124** : 717–721, 2009.

25) Seok Nam, Y., et al. : Safety of retrograde flow of internal mammary vein : cadaveric study and anatomical evidence. J Reconstr Microsurg. **36** : 316–324, 2020.

26) Schwabegger, A. H., et al. : Internal mammary veins : classification and surgical use in free-tissue transfer. J Reconstr Microsurg. **13** : 17–23, 1997.

PEPARS　No.201：81-91，2023

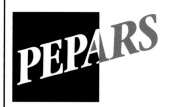

◆特集／皮弁・筋皮弁による乳房再建：適応と手術のコツ

DIEP flap による
2次・2期乳房再建における
移植床作成

武石白馬[*1]　茅野修史[*2]　武石明精[*3]

Key Words：乳房再建（breast reconstruction），2次再建（delayed reconstruction），1次2期再建（delayed-immediate reconstruction），DIEP flap，被膜切除（capsulectomy）

Abstract　自家組織を用いた乳房の2次・2期再建では，移植床の瘢痕・被膜の処理によって，残存皮膚の柔軟性が変化する．残存皮膚側に瘢痕が残ると，皮膚本来の伸展性が欠如してしまい，健側と対称な乳房形態を作成することが困難になる．皮下剥離の際に，乳癌手術により生じた皮下の瘢痕を胸壁側に付けて剥離することで，残存乳房皮膚の柔軟性が得られる．放射線照射後や化学療法後の症例では，瘢痕処理を行っても残存皮膚の伸展が不十分なことがある．その場合は残存皮膚に補助切開または残存皮膚切除を追加することで，皮弁による再建乳房の projection の確保が可能になる．

はじめに

　自家組織移植による乳房再建は人工物と比較して，柔らかくより自然な乳房形態を作成できる．特に DIEP flap は，下腹部の皮下脂肪を利用できるため，他の皮弁と比較しても丸みのある柔らかい乳房が再建できる．

　乳房再建は，手術の時期によって手術の難易度が異なってくる．1次1期再建では本来のしなやかな乳房皮膚が温存されており，乳切後の皮下ポケットができているために皮弁による乳房形態の作成が容易である．しかし，乳癌治療や患者自身の意思決定を含めた種々の条件により，2次再建・

2期再建になることも少なくない[1)2)]．長期の満足度，安定した整容性や QOL の面ではインプラントより自家組織再建の方が優れており，1次再建と2次再建の比較では，1次再建の方が優れているとの報告がある[3)]．また，各種再建方法の比較では DIEP flap の満足度が高く，1次再建の方が2次再建より満足度が高いとの報告がある[4)]．1次再建と2次再建では皮弁合併症では差がないとの報告があることから[5)]，1次再建と2次再建の整容面での違いは移植床の状態に起因するものである．2次再建，2期再建では乳癌手術やエキスパンダー挿入時の瘢痕または被膜により，1次1期再建に比べ残存乳房皮膚の柔軟性が乏しい．単純な皮下剥離のみでは十分な皮下ポケットが作成できず，健側と対称の乳房形態を作成することが困難な症例がある．移植床を乳房切除術終了直後の状態にすることで残存皮膚の柔軟性が得られ，1次1期再建と同様の整容性が得られる．本稿では，我々が行っている移植床作成について紹介する．

*1　Hakuba TAKEISHI，〒113-8655　東京都文京区本郷7-3-1　東京大学形成外科/南大和病院形成外科

*2　Shuji KAYANO，南大和病院，院長/同病院形成外科

*3　Meisei TAKEISHI，一般社団法人乳房再建研究所，理事長/南大和病院形成外科

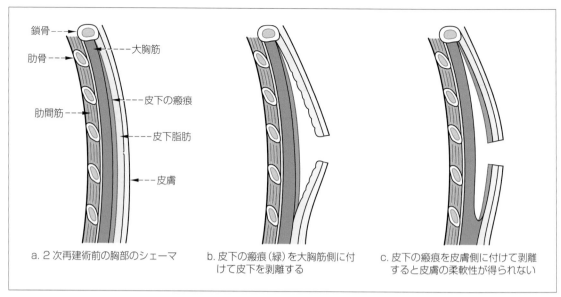

図 1.

a. 2次再建術前の胸部のシェーマ

b. 皮下の瘢痕（緑）を大胸筋側に付けて皮下を剥離する

c. 皮下の瘢痕を皮膚側に付けて剥離すると皮膚の柔軟性が得られない

鎖骨
肋骨
大胸筋
皮下の瘢痕
肋間筋
皮下脂肪
皮膚

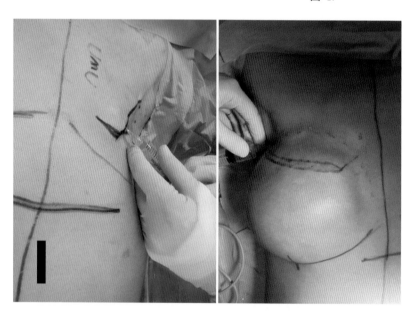

a | b

図 2.
ハイドロダイセクション
　a：皮下の癒着が強い部分はハイドロダイセクションを行う.
　b：エキスパンダー周囲の皮膚の癒着が強い部分はハイドロダイセクションを行う.

手術手技

1. 2次1期再建

A. 皮切・皮下剥離

単純な皮下剥離では，瘢痕が残存皮膚側に残り乳房皮膚の柔軟性が損なわれる．そのため，剥離操作を行う際は瘢痕を胸壁側に付けるよう剥離を行っていく（図1）．乳切終了時の残存皮膚が本来の解剖学的な位置で胸壁と癒合しているとは限らず，皮弁を移植する範囲だけ剥離しても皮弁周囲に不自然な形態を残すことになる．特に尾側では腹部の皮膚が頭側に引き上げられていたり，外側では側胸部の皮膚・皮下脂肪が背側へ移動していることがある．側胸部の皮膚の移動は腋窩廓清後の症例に顕著であり，この部分を放置すると側胸部に不自然な形態が残る．そのため皮下剥離は，乳房切除術の術野となった側胸部，腋窩を含めた全範囲に行う必要がある．

執刀前に剥離範囲の皮膚を摘み皮膚の柔軟性を確認する．胸壁と癒着し摘みにくい箇所には，皮切線に注射するエピネフリン入りの局所麻酔を注入してハイドロダイセクションを行う（図2-a）.

この際注射針が瘢痕下に入ることがあるため，皮膚に刺入したらシリンジに軽く押して圧をかけながら針を進め，抵抗が軽くなった部位に注入すると皮下脂肪層内に注入でき，有効なハイドロダイセクションを行うことができる．

皮膚切開時の深さは脂肪層にとどめて，胸壁まで達しないように注意する．皮膚剥離の際は，助手がスキンフックや二爪鉤で皮膚を持ち上げ，瘢痕が胸壁側に残っていることを確認しながらゆっくりと剥離を進める．皮膚は持ち上げ過ぎず，術者が剥離する皮膚の厚さが確認できるように，その都度助手に指示しながら剥離を進める．剥離は真皮が露出しないように慎重に進め，電気メスで真皮に熱傷を作らないように注意する．時々，剥離した皮膚を指で摘んで厚さと硬さを確認する．剥離した皮膚側に硬い部分や索状物が触れる場合は皮膚側に瘢痕が含まれている可能性があり，その部分の瘢痕を切除する．皮下剥離は電気メスで行うが，皮下脂肪が薄い部分は無理に瘢痕を胸壁側に落とさず，いったん皮膚側に含めて剥離する．全ての剥離が終わった時点で皮膚の伸展性を確認し，瘢痕が皮膚側に残り伸展が悪い部分は，ハサミで瘢痕を切除する．こうすることで電気メスによる真皮側の熱傷を防ぐことができる．

剥離を行っていく上で重要なことは，残存皮膚の厚みが均一になるように剥離を行うことである．胸壁側が多少不均一でも問題はないが，残存皮膚に皮下組織に凹凸が生じると，再建乳房の外観に影響が出る可能性がある．再建乳房の表面の凹凸が目立つとその後の修正が難しくなる．

剥離操作は，最初は頭側，尾側，外側(SSM，NSMの外側皮切では内側)全ての方向へ均等に進める．ある程度剥離すると皮膚が持ち上げやすくなるため，それぞれの方向へ剥離操作を進める．

B．頭側の剥離

乳房のA/C領域は，B/D領域と比較して乳房の皮膚に余裕がない．そのため頭側に進むにつれて術野の確保が難しくなり，剥離範囲が不十分になることがある．この部分の剥離範囲が不十分だと，皮下に挿入した皮弁と正常脂肪層の間に陥凹

変形が生じるため十分な剥離が必要である．必要であれば術前に剥離範囲を皮膚上にマークし，そのマークを目安に剥離を進めていく．瘢痕上で剥離を進めると乳切の際に温存された鎖骨下部の皮下脂肪層が見えてくる．その脂肪層が剥離範囲の目安となる．内頭側〜外頭側まで残存脂肪が見える範囲まで剥離する．瘢痕を皮膚側に残して剥離すると，鎖骨下部の残存皮下脂肪の下に入り，剥離が正常な部位に及ぶことになるため注意する．

C．尾側の剥離

尾側は皮下の瘢痕が，腹部脂肪の領域にまで及んでいることがある．特に乳癌手術で皮膚切除の範囲が広く術野が乳房下溝線(以下，IMF)を越えるような症例では，閉創の際に腹部の皮膚皮下脂肪が胸部まで引き上げられていることがある．この部分は残存皮下脂肪が厚くなるため，胸壁に沿って剥離をすると，残存皮膚側の脂肪量が厚くなり，乳房形態作成に影響が出る．IMF付近は皮膚切開部分から遠く術野の確保が難しくなるため，剥離位置が胸壁上になりやすいので，注意が必要である．皮下ポケット上の皮膚の厚さを均一にすることが重要であり，剥離が脂肪内に切り込んでもよいため，皮膚の厚さが均等になるよう剥離を行っていく．

症例によっては皮下の瘢痕が健側のIMFの位置より尾側に及んでいることがある．IMFの位置を意識するあまり，剥離範囲をIMFラインにとどめてしまうと，剥離した皮膚と胸壁に癒着したままの皮膚との境界付近で皮膚の柔軟性が損なわれる．IMF付近の乳房形態は，乳房の自然な丸みが最も強調される部位であるため，しっかりと皮膚の柔軟性を獲得する必要がある．特に皮膚を有効利用したいSSMやNSM後の2次再建では，形態作成時にIMFを再固定することを前提として胸壁に癒着している皮膚は全て剥離する．

D．外側の剥離

側胸部は皮弁を移植する部位ではない．しかし，前述したように乳切終了時に側胸部の皮膚・皮下脂肪が外側へ移動した状態で，創閉鎖されていることがある．この部分をしっかり剥離して瘢

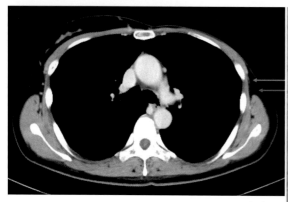

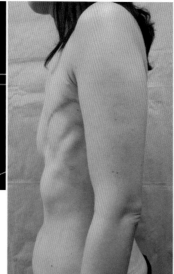
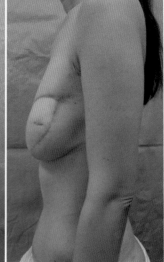

図 3.
　a：左乳癌術後，2 次 1 期再建術前の CT
　　↑（赤）：側胸部の瘢痕．乳房から外れた部分にも瘢痕を認める．
　　↑（青）：再建時，この部分の脂肪層を前方へ移動させる．
　b：側胸部の皮膚が胸壁へ癒着している．
　c：DIEP flap 術後．皮下脂肪を前方へ引き出して皮弁と縫合することで，側胸
　　部の陥凹変形が改善した．

痕を解除することで，背側へ移動した皮膚・皮下脂肪を前方へ引き出すことができる．そうすることで柔軟性がある外側の皮膚が有効に使えることになり，皮弁側面の被覆や D 領域の丸みの再現に利用できる．

　外側の剝離操作も頭側・尾側同様に前胸部で剝離した皮膚の厚さを維持しながら進める．外側は，頭尾側に比べて術野の確保は容易であるが，剝離層が深くなると外側胸動静脈や，広背筋裏面の胸背動静脈神経を損傷する可能性が高くなる．頭側の剝離同様に側胸部の温存された皮下脂肪が露出するまで剝離する．この際，頭側と異なり残存する皮下脂肪上を 1～2 cm 程度皮下を剝離する．背側へ移動した脂肪による側胸部の不自然なふくらみや側胸部の陥凹変形の修正のために，背側へ移動している脂肪層を前方へ引き出し胸壁に固定するための縫い代になる（図 3）．

　腋窩廓清後の症例では，腋窩の皮膚が癒着していることが多く，その部分の瘢痕拘縮が肩関節挙上の障害になっていることがある．そのため，可能な限り腋窩の皮膚の癒着も解除する．症例に

よっては癒着した皮膚の直下に神経血管束があるため，術前にエコーで穿通枝を確認する際に，腋窩の神経血管束の位置を確認しておくとよい．神経血管束が皮膚と癒着している場合は無理に剝離をしないが，皮膚と神経血管束の間に軟部組織が介在している場合でも，この部位の剝離は電気メスを使わず，剝離剪刀などでゆっくり剝離する．最終的に，側胸部の剝離を頭尾側の剝離範囲とつなげる．

E．内側の剝離

　通常の乳切の場合，皮切から胸骨縁までの距離が近いため，頭尾側を剝離する過程で十分な剝離範囲が得られている．内側の残存皮膚の柔軟性を得ることで，内胸動静脈を移植床血管とする場合では，顕微鏡下術野の確保が容易になる（図 4）．

F．NSM 外側皮切の皮下剝離

　我々は，NSM の外側切開の症例では，胸背動静脈を recipient vessel の第一選択としている．そのため，皮切より外側は，胸背動静脈の展開を兼ねて皮下の剝離を行う．血管吻合のための皮切の延長が必要な場合は，術後の瘢痕が目立たないよ

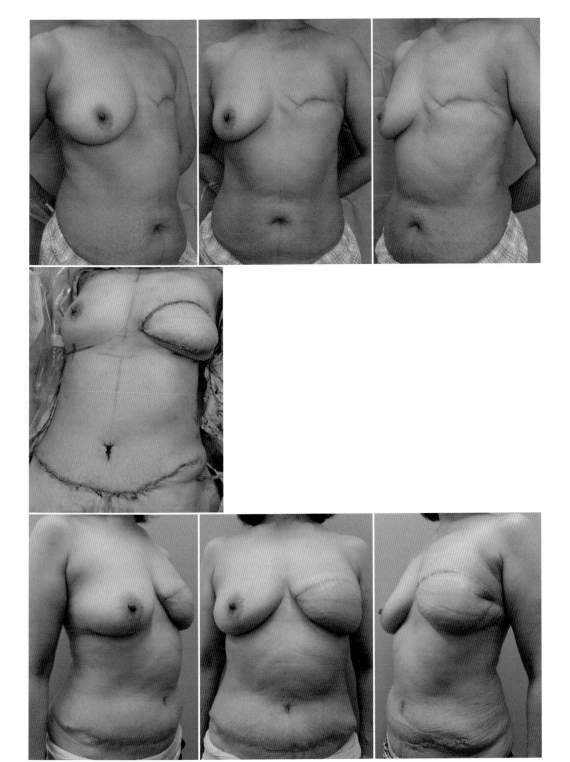

a	b	c
d		
e	f	g

図 4.
a〜c：左乳癌術後，2次1期再建術前
d：皮下剥離し皮弁を挿入，手術終了時
e〜g：DIEP flap による左乳房再建術後7か月

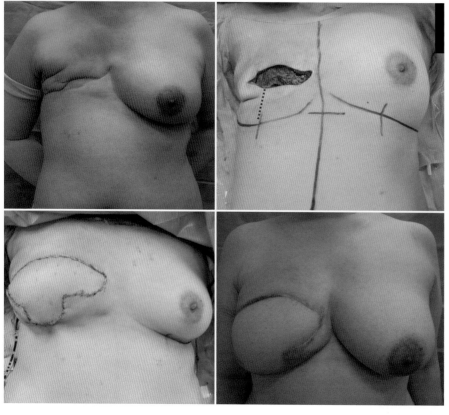

図 5.
a：右乳癌術後，2次1期再建術前
b：胸部皮膚の剝離が終わった状態．大胸筋上に皮下の瘢痕が付いている皮弁の挿入が困難なため，点線に沿って補助切開を加える．
c：胸部皮膚に補助切開を加えて皮弁を移植した状態
d：mp-DIEP flap による右乳房2次1期再建術後6か月の状態

うに腋窩方向に必要な長さだけ延長する．

　前胸部の剝離は頭側〜尾側の範囲で均等に内側に向かって進める．そうすることで，筋鈎などで皮膚を持ち上げる際に術野の確保が容易になる．1か所だけ内側に剝離を進めると，術野の確保が難しくなるだけでなく，剝離する層の確認が困難になり，皮膚の損傷にもつながる．内側へ剝離が進むと術野の明るさの確保が困難になるため，ライト付き筋鈎を使用するとよい．時々皮下に手を入れて剝離した皮膚の厚さや柔軟性を確認することも重要である．途中で厚くなっていたり硬くなっている場合には，無理に剝離を進めず，ハサミで皮膚側に残った瘢痕を切除して，剝離層を確保する．NSM 後の2次再建でも，瘢痕を胸壁側に落として十分な範囲を剝離して，皮膚の柔軟性を獲得することで，皮島を露出することなく左右対称の乳房が再建できる可能性が高い．

G．補助切開，追加切除

　症例によっては本法を行っても十分な皮膚の柔軟性が得られないことがある．特に放射線照射後の症例では照射部位に線維化が生じており，皮膚

の柔軟性の低下が顕著であり[6)7)]，創部の合併症も多いとの報告がある[8)]．その場合は無理に皮弁を皮下に収めようとせず，補助切開を加え，皮弁に過度の緊張がかからないようにする．

　頭側は PMRT 後の2次再建でも，皮下の剝離範囲が十分であれば，皮弁厚も薄いため皮弁の挿入が困難になることはない．しかし，尾側は十分な範囲の剝離を行っても，皮弁挿入のための十分なスペースが確保できない症例がある．その場合は，尾側の皮膚に補助切開を加える．一般的な乳房は乳頭の位置が最も projection が高いため，補助切開は乳房皮膚尾側創縁から乳頭の位置〜IMF 最下点のライン上に加える．補助切開を加えることで皮膚の緊張が緩和されて設定した IMF ラインがわずかに下がることがあるため，補助切開は IMF 最下点の1〜2 cm 手前にとどめ，最終的に座位にした後に必要に応じて補助切開を追加する方がよい（図5）．

　補助切開を加えても皮弁が収まらなかったり，十分な projection が再建できない場合は，柔軟性が欠如している部分の皮膚を切除する．皮膚切除

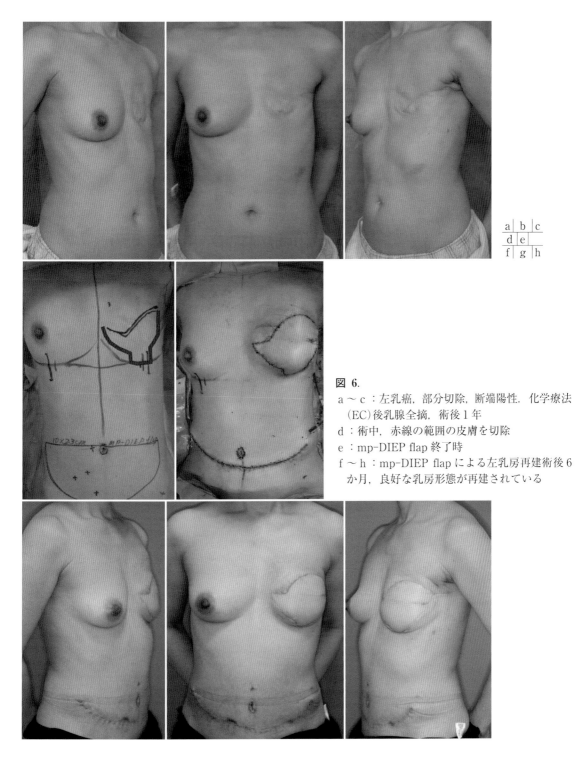

図 6.
a～c：左乳癌，部分切除，断端陽性．化学療法
　　 (EC) 後乳腺全摘，術後 1 年
d：術中，赤線の範囲の皮膚を切除
e：mp-DIEP flap 終了時
f～h：mp-DIEP flap による左乳房再建術後 6
　　 か月，良好な乳房形態が再建されている

は，補助切開を加え皮弁頭側を縫合固定し座位に
して，再建乳房の形態に影響がある部分を切除す
る．この際いっきに IMF ラインまでの皮膚を切除
するのではなく，皮弁側面の脂肪層断面の被覆や
皮弁後面の裏打ちのために必要な皮膚は残してお
く．特に下垂乳房は IMF より尾側の皮弁後面の裏

打ちの皮膚が必要になるため，その分を考慮して
切除範囲を決める．そのためにも，座位で操作す
ることが重要である（図6）．
　放射線照射に加えて化学療法でも皮膚の線維化
が進むとの報告もある[9]．術前に乳癌治療の状態
を把握し，放射線照射や化学療法後の症例ではあ

らかじめ形態作成時に補助切開や皮膚切除が必要なことを念頭に手術計画を立てることが重要である.

2. 2期再建, インプラント(以下, SBI)再建後の再々建

A. 皮切・皮下剥離

胸部皮膚と大胸筋間の剥離は, 基本的には2次1期再建と同じである. 外側や尾側で人工物が大胸筋から外れているところは, 皮下の瘢痕を人工物側に付けるように皮下を剥離する. 人工物が皮下にある部位で, 被膜拘縮により被膜と皮膚との癒着が強いところがあれば, 皮切の前にエピネフリン入りの局所麻酔でハイドロダイセクションを行う(図2-b). 外側や尾側の剥離範囲は人工物の周囲だけでなく, 2次1期再建同様に瘢痕が存在する全ての範囲を剥離する.

B. 被膜処理:SBI再建後の再々建

SBI再建後の再々建では, BIA-ALCL予防の観点から[10)11)]被膜を全て切除する. 皮下剥離後に大胸筋外側縁から大胸筋下を剥離していく. SBIが大胸筋から外れている外側と尾側は皮下剥離の際に既に展開されているため, 皮下の瘢痕が付いた被膜上で, 同じ層を保つように大胸筋下に展開を進めると大胸筋下の剥離層の確保が容易である. 途中で被膜が破れた場合でも極力人工物は取り出さず, 剥離の層を修正し剥離を進める. 途中で人工物を摘出すると被膜側の緊張が失われ, 剥離層の維持が困難になり, 剥離操作も難しくなる. 大胸筋下に外側から進入すると, 人工物の山を越えた内側や頭側の術野の確保が難しくなる. 外側から大胸筋下を一方向だけ剥離するのではなく, 人工物の形状に沿って全周性に均等に剥離を進める. 特に被膜が胸壁から立ち上がる部分は, 胸壁側の被膜の立ち上がりが確認できるまでしっかり剥離する. さらに人工物周囲の胸筋下を1cm程度剥離することで, 大胸筋の緊張が取れて, 人工物の山を越えた内側, 頭側の術野が確保しやすくなる. 内側, 頭側の剥離は, インプラントを押さえながら電気メスを進めるとよい. 山を越えた内

側, 頭側も可能な限り胸壁側の被膜の立ち上がりまで剥離をするが, SBIの大きさによっては胸壁側が見えないことがある. その場合は無理せず, いったん確実に剥離できる範囲にとどめておく.

胸壁側に付着している被膜も全て切除する. 人工物の被膜は一般的に胸壁から立ち上がっている部分が最も厚いため, まずは頭側～外側～尾側の立ち上がり部分が見えている範囲で, 被膜辺縁を胸壁から剥離する. この際, 人工物を傾けるようにすると, 被膜が持ち上がり, 胸壁側の剥離操作がしやすくなる. 胸壁側の剥離も1か所を進めるのではなく, 全周性に均等に進めると術野の確保が容易である.

胸壁側は, 出血や開胸などの合併症が生じやすいため, 注意が必要である. 胸壁側は, 下床が骨・軟骨部分の硬組織と肋間の軟部組織の部分で剥離操作を変える. 下床が硬組織の部分は被膜が持ち上げにくいため, 電気メスを骨・軟骨に沿わせるようにして被膜を剥離する. 骨・軟骨で胸膜が守られており, 電気メスで胸膜を損傷することはない. 肋間は被膜が肋間筋と癒着している. 被膜を持ち上げることで, わずかではあるが肋間筋も一緒に持ち上がる. 被膜を持ち上げながら, 被膜と肋間筋の境界部分を電気メスで剥離する. できれば手術用ルーペを用いて, 正確に被膜と肋間筋の間に電気メスの先を当てるようにし, 決して肋間筋側に深く入らないように注意する. そうすることで無駄な出血や開胸のリスクを回避できる. この操作を交互に行い, 胸壁側の剥離を進める. 大胸筋下の剥離で尾側がしっかり展開されている場合, 胸壁側の剥離は, 外側→内側ではなく尾側→頭側方向に行う方が, 下床の組織が硬組織か軟部組織の同一組織上を剥離するため, 操作が容易である. SBIが小さければ摘出せずに胸壁側の剥離を行うが, SBIが大きく剥離操作が困難になる場合はその時点で摘出し, 被膜を持ち上げながら剥離を進める. 最後に, 内側の被膜の辺縁を剥離し, 被膜を摘出する.

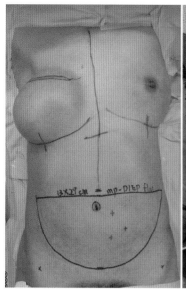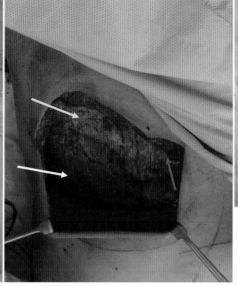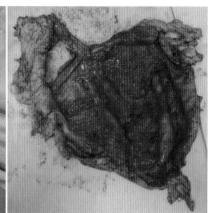

図 7.
a：右乳癌 1 次 2 期再建症例，TE は尾側へ移動している.
b：TE 周囲の被膜を完全に切除した状態. ↑（青）：大胸筋, ↑（黄）：肋骨,
　↑（白）：腹直筋
c：切除した被膜

a｜b｜c

C．2 期再建

2 期再建でも，エキスパンダー（以下，TE）周囲の被膜を全て切除することを基本にしている（図 7）．大胸筋は腋窩〜側胸部の lateral curve を構築しており，この曲線が自然な乳房形態を構築している．大胸筋側に被膜が残ることで大胸筋の形態が不自然になり，lateral curve が損なわれることになる．胸壁側は，被膜が残ることで組織の癒合の妨げとなる．特に IMF を再固定する場合は，組織を縫合した部分の癒合が不十分になり，術後に IMF が外れる要因になる.

人工物を摘出後，大胸筋は lateral curve の自然な曲線が再現できる位置で，胸壁に再固定する．その場合も，胸壁側に被膜が残っていると大胸筋の胸壁への癒合の障害になるため，可能な限り TE 周囲の被膜を切除する（図 8）.

被膜切除は SBI の場合と同じであるが，TE の方が張りがあり術野の確保が困難なことが多い．その場合は，適宜 TE 内の生食を抜きながら，術野を確保する.

3．胸部皮膚の血行

皮下剝離操作の際に，電気メスなどで胸部皮膚の真皮・真皮下血管網を損傷することがなければ，胸部皮膚の血行は維持されている．皮弁の還流領域の確認のために術中 ICG 造影を行っているが[12]，胸部皮膚の血行が心配な場合は同時に胸部皮膚の血流も確認する[13].

終わりに

自家組織移植による乳房再建では，皮弁挙上や形態作成に目がいきがちであるが，2 次・2 期再建では移植床作成が重要である．我々が行っている移植床作成を紹介した.

参考文献

1) Veronesi, P., et al.：Immediate breast reconstruction after mastectomy. Breast. **20**：S104-S107, 2011.
2) Yoon, A. P., et al.：Outcomes of immediate versus delayed breast reconstruction：Results of a multicenter prospective study. Breast. **37**：72-79, 2018.

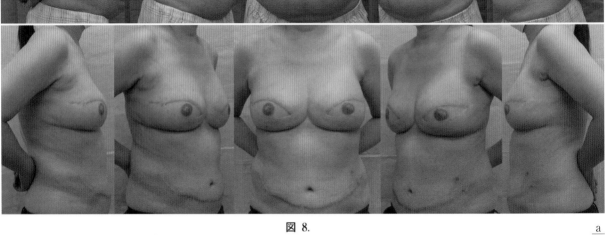

図 8.

a：両側乳癌 1 次 2 期再建，mp-DIEP flap 術前，両側乳房の lateral curve が崩れている.

b：mp-DIEP flap 術後 3 年 9 か月，両側乳房の自然な lateral curve が再現されている.

Summary　1 次 1 期再建と 2 次再建の比較. 1 次再建の方が皮弁壊死は多いが，その他の合併症の発生に差はない.

3) Prantl, L., et al.：Immediate versus secondary DIEP flap breast reconstruction：a multicenter outcome study. Arch Gynecol Obstet. **302**：1451-1459, 2020.
Summary　長期では自家組織再建の方がインプラントより患者満足度，整容面，QOL が優れている. DIEP flap では整容面，患者精神面の負担で，1 次再建の方が 2 次再建より優れている.

4) Yueh, J. H., et al.：patient satisfaction in postmastectomy breast reconstruction：a comparative of DIEP, TRAM, latissmus flap, and implant techniques. Plast Reconstr Surg. **125**：1585-1595, 2010.
Summary　DIEP, TRAM, 広背筋皮弁，インプラントの比較では，DIEP flap の再建が満足度が高い. 1 次再建と 2 次再建では 1 次再建の方が満足度が高い.

5) Beugels, J., et al.：Complications following immediate compared to delayed deep inferior epigastric artery perforator flap breast reconstructions. Breast Cancer Res Treat. **169**：349-357, 2018.

6) Kryczka, J., Boncela, J.：Leukocyes：The double-Edged sword in fibrosis. Mediators Inflamm. **2015**：652035, 2015.

7) Yang, X., et al.：Radiation-induced skin injury：pathogenesis, treatment, and management. Aging. **12**：23379-23393, 2020.
Summary　放射線照射による瘢痕や皮膚の線維化の機序について考察.

8) Khajuria, A., at al.：Immediate and delayed autologous abdominal microvascular flap breast reconstruction in patients receiving adjuvant, neoadjuvant or no radiotherapy：a meta-analysis of clinical and quality-of-life outcomes. BJS Open. **4**：182-196, 2020.

9) Mancini, M. L., Sonis, S. T.：Mechanisms of cellular fibrosis associated with cancer regimen-related toxicities. Front Pharmacol. **5**：1-9, 2014.

Summary　組織の線維化について報告，癌治療で放射線照射だけでなく，化学療法でも組織の線維化が生じる．

10）Mempin, M., et al.：The A, B and C's of silicone breast implants：anaplastic large cell lymphoma, biofilm and capsular contracture. Materials. **11**：2392, 2018.

Summary　BIA-ALCL の現状，発生機序，biofilm との関連とインプラントの被膜拘縮について報告．

11）Akhavan, A. A., et al.：An unusual case of BIA-ALCL associated with prolonged/complicated biocell-textured expander, followed by smooth round breast implant exposure, and concurrent use of adalimumab. Plast Reconstr Surg. **148**：299-303, 2021.

12）Takeishi, M.：ICG fluorescence navigation surgery in breast reconstruction with TRAM flaps. ICG fluorescence imaging and navigation surgery. Kusano, M., et al., ed. 231-239, Springer, 2016.

Summary　術中 ICG 造影の実際，皮弁血流領域の判定，遊離皮弁における術中 ICG 造影の重要性について報告．

13）Gorai, K., et al.：Prediction of skin necrosis after mastectomy for breast cancer using indocyanine green angiography imaging. Plast Reconstr Surg Glob Open. **5**：e1321, 2017.

Summary　乳癌手術時の術中 ICG 造影による残存乳房皮膚の血流領域の判定とその有用性について報告．

14）武石明精：【乳房再建マニュアル―根治性，整容性，安全性に必要な治療戦略―】Multi-perforator DIEP flap―よくわかる血管解剖と安全な挙上法―．PEPARS. **183**：101-108，2022.

第 35 回日本眼瞼義眼床手術学会

会　期：2024 年 2 月 3 日(土)
会　長：森本　尚樹(京都大学大学院医学研究科形成外科学，教授)
会　場：京都リサーチパークサイエンスホール
　　　　〒 600-8813　京都市下京区中堂寺南町 134
　　　　JR　嵯峨野線(山陰線)　丹波口駅下車
テーマ：皮膚と角膜の再生医療
プログラム：
特別講演　「幹細胞による角膜の再生医療」
　　座長：森本　尚樹(京都大学大学院医学研究科形成外科学 教授)
　　講師：西田　幸二(大阪大学大学院医学系研究科 脳神経感覚器外科学(眼科学) 教授)
スポンサードシンポジウム　「皮膚と角膜の再生医療」
　　座長：外園　千恵(京都府立医科大学大学院医学研究科視覚機能再生外科学 教授)
　　　　　坂本　道治(京都大学大学院医学研究科形成外科学)
　　基調講演講師：外園　千恵(京都府立医科大学大学院医学研究科視覚機能再生外科学 教授)
　　シンポジスト：坂本　道治(京都大学大学院医学研究科形成外科学)
　　　　　小泉　範子(同志社大学眼科)
　　　　　冨田　大輔(東京歯科大学市川総合病院眼科)
　　共催：株式会社ジャパン・ティッシュエンジニアリング／帝人株式会社
ランチョンセミナー　「眼窩ブローアウト骨折における Best Practice を伝授する」(仮)
　　座長：嘉鳥　信忠(聖隷浜松病院眼形成眼窩外科 顧問)
　　演者：今川　幸宏(大阪回生病院眼形成手術センター 部長)
　　　　　渡辺　彰英(京都府立医科大学眼科学教室 学内講師)
　　共催：帝人メディカルテクノロジー株式会社
イブニングセミナー
　　座長：勝部　元紀(京都大学大学院医学研究科形成外科学)
　　演者：白壁　征夫(サフォクリニック六本木)
　　共催：TMSC 株式会社

　　その他　一般演題(口演)，企業展示・書籍展示

演題募集期間：2023 年 10 月 3 日(火)～11 月 10 日(金)(予定)
事前参加登録期間：2023 年 10 月 3 日(火)～2024 年 1 月 4 日(木)(予定)
学会 HP：https://convention.jtbcom.co.jp/gigan35/
事務局：京都大学大学院医学研究科形成外科学
　　　　〒 606-8507　京都市左京区聖護院川原町 54
運営事務局：
　　　第 35 回日本眼瞼義眼床手術学会　運営事務局
　　　株式会社 JTB コミュニケーションデザイン 事業共創部　コンベンション第二事業局
　　　〒 541-0056　大阪市中央区久太郎町 2-1-25　JTB ビル 8 階
　　　TEL：06-4964-8869　FAX：06-4964-8804
　　　E-mail：gigan35@jtbcom.co.jp

◀さらに詳しい情報は HP を CHECK！

第 24 回日本褥瘡学会 中国四国地方会学術集会

会　期：2024 年 3 月 17 日(日)
会　場：高知市文化プラザかるぽーと
　　　　〒 781-9529　高知市九反田 2-1
会　長：赤松　順(社会医療法人近森会 近森病院 形成外科)
テーマ：レジリエント・コミュニケーション in 高知
　　　　―職種を超えて再発見！―
Ｕ Ｒ Ｌ：https://www.kwcs.jp/jspucs24/index.html
事務局：
　　　社会医療法人近森会 近森病院 形成外科
　　　〒 780-8522　高知県高知市大川筋一丁目 1-16
運営事務局：
　　　株式会社キョードープラス
　　　〒 701-0205　岡山県岡山市南区妹尾 2346-1
　　　TEL：086-250-7681　FAX：086-250-7682
　　　E-mail：jspucs24@kwcs.jp

◀さらに詳しい情報は HP を CHECK！

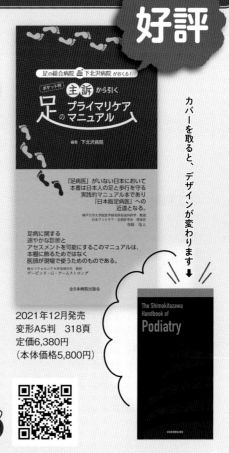
CONTENTS

全日本病院出版会　〒113-0033 東京都文京区本郷3-16-4　Tel:03-5689-5989
www.zenniti.com　Fax:03-5689-8030

FAX による注文・住所変更届け

改定：2015 年 1 月

毎度ご購読いただきましてありがとうございます．
　読者の皆様方に小社の本をより確実にお届けさせていただくために，FAX でのご注文・住所変更届けを受けつけております．この機会に是非ご利用ください．

◇ご利用方法

　FAX 専用注文書・住所変更届けは，そのまま切り離して FAX 用紙としてご利用ください．また，注文の場合手続き終了後，ご購入商品と郵便振替用紙を同封してお送りいたします．**代金が 5,000 円をこえる場合，代金引換便とさせて頂きます．**その他，申し込み・変更届けの方法は電話，郵便はがきも同様です．

◇代金引換について

　本の代金が 5,000 円をこえる場合，代金引換とさせて頂きます．配達員が商品をお届けした際に，現金またはクレジットカード・デビットカードにて代金を配達員にお支払い下さい(本の代金＋消費税＋送料)．(※年間定期購読と同時に 5,000 円をこえるご注文を頂いた場合は代金引換とはなりません．郵便振替用紙を同封して発送いたします．代金後払いという形になります．送料は定期購読を含むご注文の場合は頂きません)

◇年間定期購読のお申し込みについて

　年間定期購読は，1 年分を前金で頂いておりますため，代金引換とはなりません．郵便振替用紙を本と同封または別送いたします．送料無料，また何月号からでもお申込み頂けます．
　毎年末，次年度定期購読のご案内をお送りいたしますので，定期購読更新のお手間が非常に少なく済みます．

◇住所変更届けについて

　年間購読をお申し込みされております方は，その期間中お届け先が変更します際，必ずご連絡下さいますようよろしくお願い致します．

◇取消，変更について

　取消，変更につきましては，お早めに FAX，お電話でお知らせ下さい．
　返品は，原則として受けつけておりませんが，返品の場合の郵送料はお客様負担とさせていただきます．その際は必ず小社へご連絡ください．

◇ご送本について

　ご送本につきましては，ご注文がありましてから約 1 週間前後とみていただきたいと思います．お急ぎの方は，ご注文の際にその旨をご記入ください．至急送らせていただきます．2〜3 日でお手元に届くように手配いたします．

◇個人情報の利用目的

　お客様から収集させていただいた個人情報，ご注文情報は本サービスを提供する目的(本の発送，ご注文内容の確認，問い合わせに対しての回答等)以外には利用することはございません．

　その他，ご不明な点は小社までご連絡ください．

株式会社　全日本病院出版会　　〒113-0033 東京都文京区本郷 3-16-4-7 F
電話 03(5689)5989　FAX03(5689)8030　郵便振替口座 00160-9-58753

FAX 専用注文書

形成・皮膚 2309

年　　月　　日

○印	PEPARS	定価(消費税込み)	冊数
	2023 年 1 月〜12 月定期購読(送料弊社負担)	44,220 円	
	PEPARS No. 200　足を診る—糖尿病足病変, 重症下肢虚血からフットケアまで—　臨時増大号	5,500 円	
	PEPARS No. 195　顔面の美容外科 Basic & Advance　増大号	6,600 円	
	PEPARS No. 183　乳房再建マニュアル—根治性, 整容性, 安全性に必要な治療戦略—　増大号	5,720 円	
	バックナンバー(号数と冊数をご記入ください) No.		

○印	Monthly Book Derma.	定価(消費税込み)	冊数
	2023 年 1 月〜12 月定期購読(送料弊社負担)	43,560 円	
	MB Derma. No. 336　知っておくべき皮膚科キードラッグのピットフォール　増刊号	6,490 円	
	MB Derma. No. 327　アトピー性皮膚炎診療の最前線　増大号	5,500 円	
	バックナンバー(号数と冊数をご記入ください) No.		

○印	瘢痕・ケロイド治療ジャーナル		
	バックナンバー(号数と冊数をご記入ください) No.		

○印	書籍	定価(消費税込み)	冊数
	カスタマイズ治療で読み解く美容皮膚診療	10,450 円	
	日本美容外科学会会報　Vol. 44　特別号 「美容医療診療指針 令和 3 年度改訂版」	4,400 円	
	ここからマスター！手外科研修レクチャーブック	9,900 円	
	足の総合病院・下北沢病院がおくる！ ポケット判 主訴から引く足のプライマリケアマニュアル	6,380 円	
	カラーアトラス 爪の診療実践ガイド 改訂第 2 版	7,920 円	
	イチからはじめる美容医療機器の理論と実践 改訂第 2 版	7,150 円	
	臨床実習で役立つ形成外科診療・救急外来処置ビギナーズマニュアル	7,150 円	
	足爪治療マスター BOOK	6,600 円	
	図解 こどものあざとできもの—診断力を身につける—	6,160 円	
	美容外科手術—合併症と対策—	22,000 円	
	運動器臨床解剖学—チーム秋田の「メゾ解剖学」基本講座—	5,940 円	
	グラフィック リンパ浮腫診断—医療・看護の現場で役立つケーススタディ—	7,480 円	
	足育学　外来でみるフットケア・フットヘルスウェア	7,700 円	
	ケロイド・肥厚性瘢痕 診断・治療指針 2018	4,180 円	
	実践アトラス 美容外科注入治療 改訂第 2 版	9,900 円	
	ここからスタート！眼形成手術の基本手技	8,250 円	
	Non-Surgical 美容医療超実践講座	15,400 円	

お名前	フリガナ 　 　　　　　　　　　　　　　　　　　　㊞	診療科

ご送付先　〒　　　−

□自宅　　□お勤め先

電話番号　　　　　　　　　　　　　　　　　□自宅
□お勤め先

年　　月　　日

住 所 変 更 届 け

お 名 前	フリガナ	
お客様番号		毎回お送りしています封筒のお名前の右上に印字されております8ケタの番号をご記入下さい。
新お届け先	〒　　　　　　都 道 　　　　　　府 県	
新電話番号	（　　　　　）	
変更日付	年　　月　　日より	月号より
旧お届け先	〒	

※ 年間購読を注文されております雑誌・書籍名に✓を付けて下さい。

- ☐ Monthly Book Orthopaedics （月刊誌）
- ☐ Monthly Book Derma. （月刊誌）
- ☐ Monthly Book Medical Rehabilitation （月刊誌）
- ☐ Monthly Book ENTONI （月刊誌）
- ☐ PEPARS （月刊誌）
- ☐ Monthly Book OCULISTA （月刊誌）

PEPARS

バックナンバー一覧

各号定価 3,300 円(本体 3,000 円＋税)．ただし，増大号のため，No. 159,171,183 は定価 5,720 円（本体 5,200 円＋税），No. 195 は定価 6,600 円(本体 6,000 円＋税)，No. 200 は定価 5,500 円(本体 5,000 円＋税)．在庫僅少品もございます．品切の場合はご容赦ください．

(2023 年 8 月現在)

掲載されていないバックナンバーにつきましては，弊社ホームページ(www.zenniti.com)をご覧下さい．

2023 年　年間購読　受付中！
年間購読料　44,220 円(消費税込)(送料弊社負担)
(通常号 10 冊＋増大号 1 冊＋臨時増大号 1 冊：合計 12 冊)

★おかげさまで 2023 年 8 月に 200 号を迎えました★
2023 年 8 月号は臨時増大号(定価 5,500 円)！

click

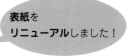
全日本病院出版会　　　　　　検索

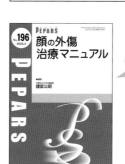
PEPARS No. 196 顔の外傷 治療マニュアル

表紙をリニューアルしました！

PEPARS　No. 201

2023 年 9 月 15 日発行（毎月 1 回 15 日発行）
定価は表紙に表示してあります．
Printed in Japan

発行者　　末　定　広　光
発行所　　株式会社　全日本病院出版会
〒 113-0033 東京都文京区本郷 3 丁目 16 番 4 号
　　　　電話（03）5689-5989　Fax（03）5689-8030
　　　　郵便振替口座 00160-9-58753

印刷・製本　三報社印刷株式会社　　　電話（03）3637-0005
広告取扱店　株式会社文京メディカル　電話（03）3817-8036